自然自明性的失落

论症状贫乏型精神分裂的精神病理学

［德］沃尔夫冈·布兰肯伯格　著

徐献军　译

Der Verlust der natürlichen
Selbstverständlichkeit

Ein Beitrag zur Psychopathologie symptomarmer
Schizophrenien

Wolfgang Blankenburg

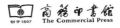

商务印书馆
The Commercial Press

2018年·北京

Wolfgang Blankenburg

DER VERLUST DER NATÜRLICHEN SELBSTVERSTÄNDLICHKEIT

Ein Beitrag zur Psychopathologie symptomarmer Schizophrenien

当代德国哲学前沿丛书
总序

　　自改革开放以来，我国的现代外国哲学研究大致经历了三个阶段：20世纪70年代末到80年代末的十年间，相对集中地翻译出版现代外国哲学名著、重要哲学家的主要或代表性著作；80年代末到90年代中期，开始进入对各种哲学思潮进行认真反思和批判性研究的阶段；此后，现代外国哲学研究进入了一个新的阶段，对许多重要哲学家及其思想的研究取得了丰硕成果。与此同时，对现代德国哲学也给予了充分的关注。从尼采、叔本华的意志哲学，到胡塞尔、海德格尔的现象学、伽达默尔的诠释学，再到法兰克福学派的社会批判理论，翻译和研究都十分活跃，特别是对他们重要著作的高质量翻译，如正在陆续出版的《尼采文集》《胡塞尔文集》《海德格尔文集》等，为我们准确地理解和研究他们的思想提供了可靠的资料基础，极大地推进了汉语学界对现代德国哲学研究的深入。

　　不过我们也注意到，汉语学界对现代德国哲学的译介和研究，主要集中于为数不多的著名哲学家身上，在时间跨度上，除了像伽达默尔、哈贝马斯这样极少数的几位当代德国哲学家外，其他人的哲学活动大都在 20 世纪中期以前。因而可以说，我们在致力于现代德国著名哲学家的著作翻译和思想研究的同时，在某种程度上忽视乃至误判了当代德国哲学的新进展。这里所说的"当代"，既指代 20 世纪中叶以后，也标识这样一个时代：自然科学和技术的巨大发展深刻地改变了世界和人们的生活，哲学必须面对发生了极大变化的生活世界的新现象、新现实；全球化的深入发展带来的文化和价值冲突以及多元框架下的跨文化对话成为人们日益关注的实践与理论问题。承担了这种时代使命的当代德国哲学，聚焦的问题、探讨的内容和理论的形态也便必然与之前的哲学有了很大不同，呈现出多元化的状况与趋势，出现了许多具有创新活力的哲学家和原创性的新理论、新思想，推进了当代哲学的研究，其中不少哲学家及其思想也已产生了重要的国际影响。这是哲学的"转型"而不是它的"衰落"，更不是它的"终结"。当代德国哲学依然是世界哲学的高地。

当代德国哲学的"转型"，在研究领域上突出表现在从基础深厚、影响广泛的观念哲学、现象学、存在哲学、诠释学传统转向主要由以下五个方面组成的多元状态。①实践哲学成为哲学研究的核心领域。尤其是政治哲学、伦理学和社会哲学的研究，涉及广泛，成果丰硕，并由此产生了诸如法和国家哲学、社会批判理论、生命伦理学、伦理哲学、生态哲学等许多新的学科分支和研究方向。②现象学发展呈现出不同的面貌。现象学与人文科学、社会科学和艺术科学等密切合作，促进了生活现象学、身体哲学、认知哲学、艺术哲学、哲学治疗学等领域的新发展。③文化与跨文化哲学成为关注重点之一。哲学家们以交互主体性、构建性、动态性等概念为基础，在反思和批判欧洲中心主义的同时，表现出了积极而宽容地对待异质文化的对话姿态，试图建立一种多元的求同存异的跨文化哲学形态。④欧陆人本哲学与英美分析哲学彼此影响、交互汇通。哲学家们关注并吸收分析哲学的话题内容和分析方法，在现象学、生存论、认知科学、科学哲学等领域提出全新的视点、问题和理论。⑤对传统哲学史的当代诠释。哲学家们继承德国哲学研究的传统，从哲学史资源出发，阐发和建构自己的哲学思想，并对传统哲学广泛而深入地进行具有当代意义的诠释，使历史文本的解释更丰富、思想史研究的视野更广阔。

近年来，汉语学界对当代德国哲学家及其著作和思想开始有所关注，翻译出版了一些译著和研究论著。但总的来看，关注不多，翻译很少，出版有点散乱，研究几乎还是空白。因此，选择具有代表性的当代德国哲学家的非哲学史或文本研究类的原创性著作进行集中译介，为汉语学界系统整体地了解当代德国哲学的发展和趋势提供综合的资料基础乃至讨论平台，是本丛书的基本旨趣。丛书原则上每个哲学家选译一本，少数影响较大的哲学家可略增加，同时选用了若干在已有中译本基础上重新修订的译本。在选择书目时，除了考虑哲学家本身的思想影响力和发展潜力之外，还充分考虑汉语学界的接受和熟悉程度，比如伽达默尔、哈贝马斯、马尔库塞等虽属当代德国哲学范围，但他们已为汉语学界所熟悉，因而不包括在本丛书译介的范围内。

参与本丛书译事的同仁朋友，无论是年经学者还是资深专家，其认真负责的态度令我敬佩，亦深表感谢。但由于多人参与，再加原著语言表达的差异，译文风格和术语译法上难以做到规范统一，也肯定存在错讹之处，祈望学术界同仁和读者批评指正。

本丛书是国家社会科学基金重大项目"当代德语哲学的译介与研究"的成果。项目组主要成员王俊教授做了许多联络组织工作，商务印书馆学术出版中心为丛书的编辑出版付出了大量辛勤劳动。承蒙商务印书馆的大力支持，丛书将在完成项目的基础上，继续选题，开放出版。欢迎对当代德国哲学有兴趣的学界朋友积极关注和参与，共同做好这件有意义的译事。

庞学铨

2017 年 7 月 20 日

于西子湖畔浙大

中译本序

沃尔夫冈·布兰肯伯格（Wolfgang Blankenburg，1928—2002）是现象学精神病理学 ❶（phänomenologischer Psychopathologie）领域国际性的领导权威。除了专著、编著以及超过160篇的论文以外，他还是一名倡导病人视角的精神科医生。

他于1947年在德国弗赖堡大学开始学习哲学与心理学。在此期间，他选听了现象学创始人胡塞尔（Edmund Husserl）的助手芬克（Eugen Fink）以及马克思·穆勒（Max Müller）的

---

❶ 现象学精神病理学是一种以现象学为主要方法的精神病理学研究方向。在思想上，它直接从现象学家胡塞尔、海德格尔、梅洛-庞蒂、亨利、施密茨等人那里汲取资源；在方法论上，它试图突破还原主义思维与单一方法论，而把精神病理学定位为自然科学与人文科学之间的交叉科学，因此它试图将现象学与神经科学整合在一起；在临床上，它以病人而非病症为核心，把精神疾病理解病人扭曲地修复受损自我并调整与世界之关系的努力。它认为精神病理的秘密不仅隐藏于病人的神经生理中，更隐藏于病人的主观经验中。与之相对的是目前占据主导地位的生物学精神病理学。它把精神疾病视作神经疾病，即所有精神疾病都可还原为大脑机能异常。由此在诊断中，医生主要聚焦于疾病的神经生理，而轻视患者本身及其与自我及世界的关系；在治疗中，主要依赖药物来调控疾病的生理进程，而轻视对其紊乱的主观经验模式的调适。这种理念的哲学基础正是笛卡尔式的身心二元论，即人分为物质与心智两个互不相干的部分。（参见徐献军："妄想症与精神分裂症的现象学精神病理学解释"，《浙江大学学报》（人文社会科学版）第45卷第4期，第121—129页。——译者

哲学课程。他还参与了海德格尔在黑森林的小型研讨会。尽管他不完全同意海德格尔的哲学，但他通过仔细倾听海德格尔的诗意语言，学会了如何在医学实践中倾听病人的语言。他还听了现象学家斯泽莱西（Wilhelm Szilasi, 1889—1966）的课程。第二次世界大战以后，由于海德格尔被禁止授课，斯泽莱西于1947年接任了海德格尔在弗赖堡大学的教席；他的工作重点是建立哲学与自然科学之间的联系，并且他与宾斯旺格（Ludwig Binswanger）合作，把胡塞尔晚期哲学的概念（作为意识背景的生活世界、主体间性、被动综合）应用到了精神治疗问题中，布兰肯伯格因此深受影响。三年后，布兰肯伯格转到了医学专业。但他的医学理论与实践都保留着深刻的现象学印迹。1956年，他撰写了将海德格尔与宾斯旺格的此在分析应用于妄想型精神分裂的博士论文。在1956—1958年间，他在德国海德堡大学学习内科学，同时还学习身体现象学。他还前往哥廷根参加尼古拉·哈特曼（N. Hartmann）的课程，而且他认为哈特曼有关自然科学的观点，比海德格尔的存在学更为实用。

1967年，布兰肯伯格在弗赖堡大学精神治疗诊所主任鲁芬（Hanns Ruffin, 1902—1979）的指导下，完成了他的大学授课资格论文《自然自明性的失落：论症状贫乏型精神分裂的精神病理学》。这一论文在1971年被发表为专著，并在此后相继被译为法文、意大利文、日文、西班牙文和英文出版。在1968—1975年间，他加入了以现象学精神病理学研究而为世人熟知的海德堡大学精神治疗系。当时弗赖堡大学与海德堡大学精神治疗诊所是现象学精神病理学的前沿，致力于运用现象学方法去研究精神疾病。1975年，他担任了不莱梅精神治疗医院

的主任。1979年直到1993年退休，他一直担任德国马堡大学终身教授与精神治疗诊所主任。❶

现象学精神病理学，即精神病理学研究中的现象学进路，是在胡塞尔的鼓励下建立起来的。胡塞尔提出，他的现象学要为所有科学提供基本和一般的方法论基础。因此，他认为必须要阐明人类经验及其对象的本质特征。尽管他认为所有的科学都需要这样的认识论基础，但他也意识到，每门科学都有它特殊的方法，而他自己除了数学以外，缺乏发展出详细的、具体的科学方法的专家技能。所以，他鼓励拥有其他科学中专家技能的人，来建立现象学与各种具体科学的特殊方法及概念之间的联系。

德国哲学家和精神病理学家雅斯贝尔斯（Karl Jaspers）是第一个在精神病理学领域中，有意识和系统地运用现象学方法的人。他在1912年就提出，要通过现象学程序，来获得有关精神病人真正经验的知识。他在1913年出版的《普通精神病理学》，通常被认为是现象学精神病理学的开端。在雅斯贝尔斯看来，现象学应该作为精神病理学的预备学科，帮助精神科医生去理解病人主观的疾病经验。胡塞尔本人非常欣赏雅斯贝尔斯的精神病理学工作。在胡塞尔看来，现象学精神病理学就是既要掌握现象学的基本概念和程序，又要在精神病理学的经验科学中有效地运用它们的科学。然而，在布兰肯伯格看来，雅斯贝尔斯的精神病理学仍然是有局限性的。这主要表现在雅斯贝尔斯只接受了胡塞尔的描述现象学，而拒绝了胡塞尔向本质和超越现象学的发展。

---

❶ 参见 Mishara, A. L., On Wolfgang Blankenburg, Common Sense, and Schizophrenia, *Philosophy, Psychiatry and Psychology*, Vol. 8，No.4，2001，p.318。——译者

传统的精神分裂研究主要关注的是妄想型精神分裂，但布兰肯伯格所关注的精神分裂类型是症状相对贫乏的青春型和简单型。因为在他看来，精神分裂中的本质变异是先于妄想的，而且症状相对贫乏的精神分裂相比妄想型等具有更为显著症状的精神分裂形式，更为基本，且更接近精神分裂的本质。"由于对精神分裂的诊断直到今天在根本上仍然以意义妄想的体验特征为导向，所以就导致了这个危险：我们在精神分裂领域中放弃了诊断不清晰的病例。这就是说，在相对症状贫乏的精神分裂中，对普遍进程会有更确切的诊断。……由于本书聚焦于精神分裂的症状贫乏形式，因此不仅有这样的意义——让人们注意到精神病理学中相对较少受关注的领域，而且涉及更基本的问题，即揭示精神分裂中人类存在底部所发生的'紊乱'。"（详见原书第14—15页）

他发现，精神分裂异常中的核心缺损是"自然自明性的失落"（Verlust der natürlichen Selbstverstänlichkeit）。这个词来自他的核心案例安妮（Anne Rau）。"自然自明性的失落"指的是对于日常生活的习惯共感的失落，而结果就是，病人对正常人在日常环境中视为理所当然的东西提出了质疑。让精神分裂病人感到棘手的恰恰是正常人觉得最简单的事情（具有不可言喻的自然性且人人皆知的事情）：在某种情境下如何行事、选择穿什么衣服、如何处理日常问题、如何与他人交谈等。由于他们总被牵绊在正常人通常不注意的事情上，因此他们必须倾注精力、有意识地去控制那些在正常人那里是自动发生的过程。这种有意识的建构迅速耗尽了他们的活动力，从而导致了精神分裂性衰弱（精神分裂病人普遍存在的能量缺乏感和筋疲力尽感）。

在英语国家，传统上精神科医师比较重视的是精神分裂的阳性症状（如躯体幻觉、思维被夺或插入、妄想性知觉以及外在控制感等）。但近十几年来，精神病专家们越来越重视研究精神分裂的阴性症状，而且很多专家甚至把阴性症状当作是精神分裂的核心。但是，当代在理论上对精神分裂阴性症状的详细阐释，仍然非常缺乏。在这种情况下，布兰肯伯格的这本专著就显得特别有意义，因为它提供了对精神分裂阴性症状之主观维度的最丰富的解释。尽管这本专著最早发表于 1971 年，但在今天的研究者们看来，它对精神病学和精神治疗学（尤其是精神分裂研究）的理论和实践仍然有核心的价值，而且它至今仍然是理解精神分裂病人体验与世界的新颖进路之一。

这本专著的翻译，属于国家社会科学基金重大项目"当代德语哲学的译介与研究"的成果的一部分。这里要特别感谢这个项目的主持人庞学铨教授，以及商务印书馆的大力支持。希望通过这部译著，使国内现象学界和精神病理学界进行更多的交流和互动，并使精神分裂研究者们在研究与精神分裂相关的生物学基础之外，也意识到与精神分裂相关的主观经验的重要性。

另外，布兰肯伯格的哲学家与精神病理学家的双重身份是非常值得注意的。事实上，纵观整个西方哲学史，人们不难发现，如泰勒斯、柏拉图、亚里士多德、康德、笛卡尔等绝大多数哲学家，基本上都在纯粹的哲学以外，还精通或掌握如天文学、数学、物理学等具体科学。布兰肯伯格的双重身份，不是一种新现象，而是回到了哲学本有的传统中。

在这本专著中，布兰肯伯格使用了很多自造词，而且其中有些思想非常晦涩，这些都使得翻译异常困难。译文中在所难免存在不妥当、不完善的地方，敬请专家和读者批评、指正。

徐献军

2016 年 6 月

杭州电子科技大学

向鲁芬教授致敬

目　　录

前　言

　　写作本书有两个目的。一个目的是对人在世界中之锚定
（Verankerung）的现象学解释，更准确地说，是在胡塞尔 **❶** 主
体间建构之生活世界的意义上来解释人在世界中的存在。另一
个目的涉及基本精神分裂的本质变化，正如它在症状贫乏型［简
单型精神分裂（Schizophrenia simplex）］与温和的青春型精神
分裂（Hebephrenien）中所特别表现的那样。

　　这两个问题分属于专业与方法相异的科学研究领域。第一
个处于现象学人类学框架中，而第二个属于临床精神病理学。第
一个是本质程序，第二个是经验程序。从表面上来看，它们是彼
此分离的，而且每个都是纯粹和自我封闭地运行着的。尽管如此，
这本书不会一分为二，因为这两个问题之间存在着重要的联系，
而且表现了已有研究中的根本主题。大略地来讲，它们的共同点
源于"共感"（common sense）的病理学；这个很容易被披上
平庸外衣的基本功能，非常自然而然地不受重视，然而，它既

---

❶　胡塞尔（1859—1938），当代德国最伟大的哲学家之一、现象学的开创者。他
　　的现象学思想和方法论，不仅对当代精神病理学和心理学，而且对自然科学、
　　社会科学以及人文科学，都产生了极大的影响。——译者

在哲学上，也在经验上有最高的意义。本质科学和事实科学问题框架在这个问题上可以相互支持。本书的目标不只是简单地混和不同的问题框架，更是要让它们相互澄明和解释。

　　我与亨利·艾伊（Henri Ey）❶（1968，第264页❷）一样认为，精神分裂错乱的问题不只是人类的一般问题，还特别地根植于人类意识的主体间性。笔者同时确信：这里存在的差异长期以来没有在根本上得到正确地认识，正如这种差异产生的背景还没有被充分阐明一样。实际上，在这个方向上除了迄今为止所做的，只取得了少许进步。很多问题都是开放的。还有更多的问题没有得到回答。由此，笔者有了写作本书的意图。读者不应该期待这本书以封闭的精神分裂理论为前提。如果人们也只是专门地从现行的视角出发考虑症状贫乏形式，那么就会产生片面的图景。然而，当人们充分意识到现象学与精神病理学这两个问题域之间的紧密联系时，人们就既能为一般现象学人类学，又能为精神分裂的精神病理学提供重要的新视角。现象学与精神病理学的相互澄明关系具有什么样的意义，值得进一步的研究。

---

❶　亨利·艾伊（1900—1977），法国精神病学家和哲学家，《精神治疗学的进展》（L'Evolution Psychiatrique）杂志的创立者之一。他提出了组织动力心理学和意识状态的结构理论。——译者

❷　如无特殊说明，文中页码均指外文原书的页码。——译者

第一章 症状贫乏型精神分裂的精神病理学和临床地位

　　对精神分裂的现象学与此在分析式精神分裂的研究一直在
进行着，而它们主要致力于各种形式的、混杂的、原发性－妄
想型精神病（produktiv-paranoiden Psychosen）①，但几乎不关
注一开始就非常明显的缺损运行的病程。这已经导致了一定的
片面性和临床疏离。首先，这种精神病太短暂了，而且它通常
一直都主张精神分裂的躯体发生理论。

　　我们的异议在某种程度上是有道理的。事实上，在现象学
和此在分析式精神分裂研究中，妄想一直以来都处于中心地位。
人们首先可以参考昆茨（Hans Kunz，1931）在方法上十分重
要的观点，以及斯道希（Alfred Storch）❶的病案工作。在宾斯

---

① "在精神分裂病人的此在分析解释中，最丰富和部分的重点是解释'精神分裂
世界'的尝试。"（Weitbrecht，1963，第 342 页）

❶ 斯道希（1888—1962），德国精神病学家，曾任教于瑞士伯尔尼大学哲学系，
研究人类存在的哲学－精神病理学问题，尤其是异常此在形式。——译者

旺格❶的伟大精神分裂研究中，妄想也占据着主导地位。然而，[除了在诊断上不清晰的"韦斯特"（Ellen West）案例❷]"楚德"（Jürg Zünd）的案例是一个例外，因为宾斯旺格把"楚德"归为简单型精神分裂的多态形式。与此相联系且更重要的是宾斯旺格对登山迷路（Verstiegenheit）、纽结（Verschrobenheit）和矫揉造作（Manieriertheit）的研究❸。（Binswanger，1956）但宾斯旺格的重点还总是在妄想问题上，而且他最后的著作《妄想：现象学与此在分析研究》（Binswanger，1965）就致力于这个问题。其他现象学－人类学研究也是类似的情况。例如，查特（Jürg Zutt）❹和库伦坎普夫（Caspar Kulenkampff）❺的工作主要就是妄想症候群。库伦坎普夫强调，对我们通常称之为精神分裂的精神病的处理，在一些广博的人类学视角下无法运行。妄想所

---

❶ 宾斯旺格（1881—1966），瑞士精神病学家和精神分析理论家，开创了现象学精神病理学中的此在进路，并致力于将胡塞尔与海德格尔的哲学作为将其精神治疗实践及理论的基础。他主持的拜利佛（Bellevue）精神病疗养院，是一个国际性的文化中心。很多哲学家和心理学家都曾访问这里，如弗洛伊德、胡塞尔、普凡德尔、舍勒、海德格尔、斯泽莱西、卡西尔、马丁·布伯等人。——译者

❷ 韦斯特（1888—1921），宾斯旺格此分析中的著名案例。她患有神经性厌食以及其他精神疾病。她在 33 岁时服毒自杀。——译者

❸ 它们是宾斯旺格的"此在失败"研究中的三个模式。在登山迷路中，受害者使自己进入到一个不能脱困的境地。典型的是在目标高度与可达到水平之间的不相称。一个主要例子就是易卜生的建筑大师索尔尼斯：他建造着他爬不上的建筑，直到死为止。在纽结时，我们的意义缠绕在了一起。在矫揉造作时，由于我们不能达到自我，我们就从非个体模式中寻求帮助。（参见 Herbert Spiegelberg, *Phenomenology in Psychology and Psychiatry*, Evanston: Northwestern University Press，1972，p.221.）——译者

❹ 查特（1893—1980），德国精神病学家，曾主持法兰克福大学精神治疗诊所，倡导人类学的精神治疗学。——译者

❺ 库伦坎普夫（1921—2002），德国精神病学家，曾任杜塞尔多夫大学精神治疗学教授。——译者

产生的结果可以进一步过渡到精神分裂的其他症候群（如青春型精神分裂）中。在自那以后的十年中，库伦坎普夫这样的观点就没有过时过。查特（1963）论"理解人类学"的手册性文章，在精神分裂问题上完全关注的是妄想症候群。

　　对精神分裂病人处于妄想时的在世界中存在（In-der-Welt-Sein）的研究，并不让人惊讶。冯·拜耶（Walter Ritter von Baeyer）❶ 在 1932 年就指出："精神分裂病人在妄想时展现了他们的世界，而且它比其他精神病理显现更可把握、直观和辨识。"但这不意味着：精神分裂只在妄想中呈现。情况只会是：人们想以"世界"之名来理解（表象）内容的边界。雅斯贝尔斯 ❷ 就支持这种误解，这表现在：在他的《普通精神病理学》（第七版，1959，第 237 页）中，在涉及精神病人的世界问题时，他暗示了"内容与精神病之间的典型关系"，并且针对宾斯旺格对意念飘忽（Ideenflucht）的分析，他说它"不是根本的世界改变，而是状态改变"。这种对世界改变与状态改变的区分，正是现象学－此在分析研究所努力要克服的。现象学－此在分析研究的世界概念，不同于雅斯贝尔斯的世界概念。对现象学－此在分析研究来说，世界不只是可能表象内容的完美化身，而世界关联性不只是对象意向性。正如整个现象学研究，也从对象回到前对象、从表达回到前表达的世界关系那样。

12

----

❶　冯·拜耶（1904—1987），德国精神病学家，1966—1971 年曾担任精神治疗世界联合会副主席，1955—1972 年间曾担任海德堡精神治疗大学诊所主任。——译者

❷　雅斯贝尔斯（1883—1969）是具有国际性影响的德国精神病学家和哲学家，曾担任海德堡大学教授。他通常被认为是第一个将现象学应用于精神病理学的学者。——译者

现象学精神病理学与现象学哲学之间分离方向的并行性，是不能被忽视的，并且这对接下来的研究是重要的。这种并行性的基础，绝不是对人类学的、我们这个世纪特定哲学潮流所指导的精神病理学的依赖。我们也不能忽视反过来的影响［即精神病理学对哲学潮流的指引，正如我们在梅洛－庞蒂❶（Maurice Merleau-Ponty）著作中所看到的那样］。由表达到前表达和前语言世界关系的视界扩展，表现为一种有事实支撑的发展，而且这种发展不仅可以在不同的、彼此独立的研究中被观察到，而且在经验和哲学研究中也都能被观察到。

因此，现象学精神病理学的一个重要任务是：根据在世界中存在的变化，寻找在狭义上没有妄想、没有异常"内容"存在的地方。实际上，现象学精神病理学最简单和最容易的出发点是：不同的世界关联性（Weltbezogenheit）没有隐藏在前语言的判断和态度中，而是经常出现在病人的看法和表象内容中，即在妄想中，但是为了由妄想出发来进行探索，就要澄清更难认识的前表达世界关系。

不只是现象学与此在分析研究，而且临床精神病理学在精神分裂领域也首先从精神分裂的原发性妄想－幻觉形式出发，并且首先是以这种形式为导向的。人们完全不做他想，因为相对特殊的症状（首先是不同的自我紊乱与妄想知觉），在精神分裂的原发性妄想－幻觉形式中，可以得到最轻易的把握。最

---

❶ 梅洛－庞蒂（1908—1961），20 世纪法国最重要的哲学家之一，他的《知觉现象学》很好将病理经验与后期胡塞尔的现象学思想融合在了一起。——译者

明显的是库尔特·施奈德（Kurt Schneider）❶提出的精神分裂的症状等级：我们最感兴趣的青春型与简单型精神分裂，在他这里被相对错误地忽视了，因为这种精神分裂的症状只有非常小的特异性。

　　康拉德（Klaus Conrad）❷（1958）尝试把为经典精神病理学所孤立并且只是纯粹表现在有意识的实际秩序中的联合症状，在统一认识的视角下进行重新组织。这时，他把"异常意义意识"（雅斯贝尔斯）当作主导思想。他用"意义妄想"（Apophänie）❸这个术语（它与"Anastrophe"这个术语所描写的、对自身的异常意义体验相联系），来描写对被关涉和现观东西的异常意义的体验。因此在他这里，妄想型经验变化是核心，所以人们可以问：非异常的意义意识，能否诊断精神分裂。不管怎样，在康拉德这里，前阶段（Trema）同样可以通过异常意义体验来解释，正如在其他时候被理解为"意义妄想"之尖锐化的紧张症候群（"可怕的格式塔崩塌"）一样。康拉德在"前阶段"这个主题下，按照他的研究，只分析了急性阵发的直接先兆。渐行性青春型和简单型精神分裂的进程在他这里只有简短的涉

---

❶　库尔特·施奈德（1887—1967），德国精神病学家，他的主要工作是精神分裂以及人格紊乱的诊断和理解。他曾担任海德堡大学医学院院长，并与雅斯贝尔斯一起建立了精神治疗学中的海德堡学派。他在1945—1955年间担任海德堡精神治疗大学诊所主任。他提出的精神分裂的"一级症状"，目前仍然是精神分裂诊断中的重要标准。——译者

❷　康拉德（1905—1961），德国神经科学家和精神病学家，曾担任哥廷根大学精神治疗医院教授和主任。他的主要著作《初始精神分裂——对妄想的格式塔分析尝试》（1958），描述了精神分裂的早期阶段和典型表现。——译者

❸　"意义妄想"指精神分裂病人在无意义中发现意义的异常体验，而且它表明了精神分裂中妄想思维的开始。——译者

及。但他值得我们的注意。借用康拉德的术语，人们可以把他的症状学称为"潜意义妄想"（subapophän）。[①]

14   我们就是在这个意义上，说到了"症状贫乏型"症候群。这里的症状贫乏不意味着某些作为质性的量。人们可以这样来理解症状贫乏的疾病图景：由自然的、前科学的意识来看，它是相对不引人注意的。它的标准是模糊的。对于症状贫乏的显著性，不同的人可以评判出不同的症状。针对这种情况的一个明确标准是库尔特·施奈德的"精神分裂症状的等级"。这种等级正是由于其实用性而得到了进一步的认可。因此，"症状贫乏"意味着在症状等级中排列相对较低。"潜意义妄想"也是这样。

由于对精神分裂的诊断直到今天在根本上仍然以意义妄想的体验特征为导向，所以就导致了这个危险：我们在精神分裂领域中放弃了诊断不清晰的病例。这就是说，在相对症状贫乏的精神分裂中，对普遍进程会有更确切的诊断。[②]然而，这里的判断标准是专家知识。阐明专家知识并在其人类学基础上进行提问，是一项重要且至今都没有充分完成的任务。

[①] "潜意义妄想"这个术语不能这样来使用：即它只是近似地阐明了意义妄想和非意义妄想症候群之间的关系。

[②] 我们这里所依据的精神分裂概念，介于曼弗雷德·布劳勒（Manfred Bleuler）和库尔特·施奈德之间。我们不反对伯格－普林茨（Hans Bürger-Prinz）、鲁梅克（Henricus Cornelius Rümke）、法国或斯堪的那维亚更狭窄的精神分裂概念，也不反对在美国流行的不同概念。

第二章　对"基本紊乱"的追问

由于本书聚焦于精神分裂的症状贫乏形式，因此不仅有这 样的意义——让人们注意到精神病理学中相对较少受关注的领域，而且涉及更基本的问题，即揭示精神分裂中人类存在底部所发生的"紊乱"。我们就是在这样的意义上来说到基本紊乱（Grundstörung）。

在这里要注意的是："基本紊乱"这个词与"基本症状"（Primärsymtom）以及类似表达一样是多义的。由于"基本紊乱"这个词具有模棱两可性，所以我们最好是规避它的模棱两可性。库尔特·施耐德（1957）区分了七种不同的"基本"意义。这里只会有更多的意义：在我们这里，"基本紊乱"不是病源学上的东西。对"基本紊乱"的追问，专门地指向我们在精神分裂临床领域中所描述的变异本质，而不指向这些变异出现的条件，也就是说：指向出现了什么（Was），而不是怎么出现的（Wodurch）。显然，出现了什么与怎么出现的，这二者之间是相互联系的。①关于这一点，需要讲一讲控制论的奠基者维纳

---

① 直到今天，对于二者的基本区分还是来自胡塞尔在《纯粹现象学和现象学哲学的观念》第一卷中的解释。（Hua. Ⅲ）

（Nobert Wiener）——他对知道怎么（to know how），而不是对知道什么（to know what）的必要研究；作为科学的、即属于单科科学（Einzelwissenschaft）的问题，淡出了人们的视线。现象学的本质还原研究将致力于这个目标。①在这里，我们全然没有对基本紊乱进行绝对的描述。精神分裂研究的历史使人有了怀疑的打算。我们将要致力于阐明和更切近地研究基本的人类学结构要素。

现在的问题是：在症状贫乏的、简单的精神分裂中［在欧根·布劳勒（Eugen Bleuler）❶看来，"基本症状"统治着这个领域］，是不是比在精神分裂的其他形式中，更能找到这种基本紊乱。韦尔希（J. Wyrsch）（1940）首先提出了这个问题。针对欧根·布劳勒的观点（这些进程单调的平淡性，使它们不值得注意），韦尔希❷更准确地描述了：在这里人们正应该期待"基本紊乱"就是这些平淡的进程。今天，我们在这里也处于一种根本的两难处境之中：在我们清晰地阐述症状的地方，即差不多看到特异的地方，②在妄想－幻觉症候群中，我们完全有理由怀疑：我们在它们之中找到了精神分裂的自身本质。然而，当我们相信基本紊乱（康拉德所谓的潜力丧失）在症状贫乏的青春型精神分裂、简单型精神分裂或所谓的"缺损"［它在扬

---

① 对于由此产生的方法论问题，将在下一章中阐释。

❶ 欧根·布劳勒（1857—1939），瑞士精神病学家，提出了"精神分裂"和"自闭症"的术语。——译者

❷ 韦尔希（1892—1980），瑞士精神病学家，曾担任伯尔尼大学精神治疗学副教授。——译者

② 另外，正如怀特布莱希特（Weitbrecht, 1957, 1959）所强调的，人们只能阐述一个症状的相对特异性。

扎雷克（Werner Janzarik）❶ 的意义上是残余的或先兆的］中与
我们是相隔绝的时候，基本紊乱就几乎不能被理解为特异性了。
例如，基本紊乱表现为温和的、相对"平静症状"［雅格布（H.
Jacob）］中的执行失败（Leistungversagen）并伴有无特征性，
因此近年来有人提议：要承认这种基本症候群或基本阶段（Huber,
1966）的完全无特异性。① 当症状是独特的时候，它们的表现不
具有原初性，而是成为疾病争论的结果，并且与此相反的是，当
症状可以被看作是原初的时候，它们又是不独特的。

　　总是有人一再尝试，把假定的基本紊乱作为一种纯粹量
化的缺损，相应地，把最显著的、有质的异常的症状作为次
要加工、适应（欧根·布劳勒）、自我治疗［克莱西（Jakob
Klaesi）］❷ 或后方秩序［基斯克（Karl Peter Kisker）］❸ 的结
果。于是，拉斐罗（Llavero）在每种症状中都找到了介于"运
行病因"和特定的"精神补偿机制"之间的"结果"。本德（H.
Binder）（完全在强迫现象的视角下）已经区分了"紊乱"和"防
御心理"（Abwehrpsychismen），而马克思·穆勒追问了由类
似概念引出的、精神分裂中的"治疗机制"。扬扎雷克（1959）

❶ 扬扎雷克曾在 1974—1988 年间担任海德堡精神治疗大学诊所主任。——译者
① 扬扎雷克、休伯、厄恩斯特（K. Ernst）；参见埃尔森（Alsen）、布兰肯伯格（1967,
　 1968）。
❷ 克莱西（1883—1980），瑞士精神病学家，曾担任伯尔尼大学精神治疗学教授，
　 《精神治疗学与神经科学杂志》（Zeitschrift Psychiatria et Neurologia）的创立
　 者。——译者
❸ 基斯克（1926—1997），德国精神病学家，在海德堡精神治疗大学诊所他曾在
　 库尔特·施奈德的领导下工作，1966 年开始担任汉诺威医学院（Medizinische
　 Hochschule Hannover）的第一任讲席教授。他工作的显著特点是哲学 - 人类学
　 导向，经常涉及胡塞尔、海德格尔、狄尔泰和雅斯贝尔斯。他认为，心理学是
　 理解他人的存在维度任务的科学部分。——译者

尝试寻找依据，来判断"断裂动力学"和"稳定意向性"之间的关系。西姆克（A.Simko）（1968）比较了前庭眼球震颤（Nystagmus）中的两种成分。[①] 这个类比是清晰的。对我们来说，在精神分裂中，这两种成分不像在眼球震颤模式中那样整齐地分别出现；它们仍然是假定的，因为我们通常只能看到它们共同作用的结果。但是在这种意义上，对心灵生活中初级和次级变化的区分，仍然是非常有可能的。怀特布莱希特（1963，第368页）在这里甚至看到了"精神病理学中最有成效的洞见"。

17　然而，初级和次级变化之间的界限，在经验上至今都几乎不是确定的，而是依赖于研究者的精神病理学基本概念。首先不清楚的是，精神分裂中相对特异的症状，是否只源于次级的反应形式，还是（并且在何种程度上）也源于初级变化。如今，第一种理解逐渐传播了开来。因此，"初级"变化在"纯粹缺损"［休伯（Gerd Huber）］的非特异性中找到了它的直接表现。

然而，人们还有这样的印象（首先，它不再是一种其合法性要被证明的印象），即质的特异性也是存在的，而在简单进程或缺损症候群里只有无特征的否定。问题在于，在这里最终只是被缩减的丰富意义妄想症状是逐渐的他者（Aliter），这时质的异在（Anderssein）不再展开，但作为象征指示出了这种症状核心。[②] 这还涉及表面非特异性中的特异性。这样我们就能理解：尽管简单型精神分裂的反思形式是极端少见的，但韦尔

---

① 第一要遵从指导原则，第二还要遵从指导原则［瓦茨塞克（Weizsäcker）］。西姆克正确地强调说：这两种成分完全属于不同的范畴。它们是精神分裂中的"初级"和"次级"变化。在这里，世界（即在世界中存在）的关联，就表现在作为基点的视觉空间关联上。

② 参见穆勒－苏尔（Hemmo Müller-Suur）的工作。

希仍然认为它有非常重要的意义。

韦尔希的课题值得进一步追溯。1931 年昆茨就已经在论文《精神病理学的妄想边界》﹝部分参照了克隆菲尔德（Arthur Kronfeld ）❶的思想﹞中提出，要从根本上去反问妄想产生的基础。昆茨强调，在精神分裂"形成的无限可能性中"，"首先必须也要突出其中一种可能性：……精神失常是初级的、无妄想的"，或者说，当妄想出现时，"存在变化不是作为妄想而产生，而是……在（非妄想的）精神紊乱基础上"出现。在这种联系中，昆茨还强调："人们不能不重视和忽视简单的青春型精神分裂停顿以及其他非创生性形式。"（Kunz，1931，第 692 页）在青春型精神分裂中（以及在斯道希的同时工作中），有一种存在变化首先可以被视为基本紊乱。于是我们就知道了一种特定的方向。直到我们这个时代，人类学的妄想研究还是致力于这个问题。宾斯旺格的妄想解释，宽泛地（部分是暗示的，部分是明确的）（Bingswanger，1958，第 187 页及以下；1965，第 13 页及以下）提出了对昆茨思想的阐释。有关"妄想的预备场"（库尔特·施奈德、休伯）的临床－精神病理学问题就来自于这个方向。

当任务的内容是：根据前妄想的、精神分裂的此在方式去反问精神分裂性妄想的本质时，有必要扼要地重述我们最初知道的东西：在近二十年确定妄想本质的道路上，虽然不是很多，但有一些重要的进步。自梅耶－格劳斯（Wilhelm Mayer-

❶　克隆菲尔德（1886—1941），德国精神病学家、心理学家、性学家和科学理论家。——译者

Gross)❶以来，就不缺少将妄想解释为信念的(病理)特例的尝试。例如，巴什（Kenower W. Bash ）❷从荣格（Carl Gustav Jung ）的心灵之四种基本功能的概念出发，在妄想中发现了直觉的变种。马图塞克（Paul Matussek ）❸对妄想作出了更新的理解：妄想不是病理的信念，而是病理的信念丧失（Glaubenverlust ）。更早时候，瓦伦西亚诺－加亚（Valenciano-Gaya ）（1957，1961）就已经依据加塞特（José Ortega y Gasset ）❹的思想，提出了"生命怀疑"（vitalen Zweifel ）对于精神分裂之精神病理学的意义。这自然取决于在"正常的"和"生命中有病的"怀疑之间进行足够清晰辨别的可能性。什么样的标准可以适用于怀疑的生命力呢？每个深度的存在怀疑，都不涉及个体的生命基础吗？当"信念丧失"被视为妄想前提的时候，"信念丧失"（几乎每个健康人都或多或少地在他成长的任意时候所经验到的东西）就意味着精神分裂。此外，当人们从辩证的角度来理解"信念丧失"时，一方面不能忽视正常怀疑和信念之间的某种平行，另一方面不能忽视病理的空虚和妄想。正如信念是怀疑的可能性前提那样，妄想显然是另一种极端的无根基性形式。正如怀疑就在信念的背后，无根基性也就隐藏在妄想的背后。

---

❶ 梅耶－格劳斯（1889—1961），德国精神病学家，曾于1928—1934年间担任《神经科医生》（Der Nervenarzt ）的出版人。——译者

❷ 巴什（1913—1986），美国心理学家和精神病学家，曾在瑞士伯尔尼大学担任副教授。——译者

❸ 马图塞克（1919—2003），德国神经科学家、精神病学家和精神分析学家，曾任慕尼黑大学精神治疗学教授、马克思·普朗克学会精神病理学和精神治疗所主任、慕尼黑分析精神治疗基金主席。——译者

❹ 加塞特（1883—1955），20世纪西班牙最伟大的思想家之一，也是现象学传播史上的重要人物。——译者

除了这种形式上的比较，更深的差异不能不得到重视。瓦伦西亚诺（1961）发现：与信念相对的妄想不仅以怀疑为前提，还以自我衰落（这时，构成结构损伤的社会信念发生了缺损）为前提。在这个方向上，霍菲（G. Hofer）（1968）简洁地作出了重要贡献。由此，我们注意到了主体间性的问题，而它的相对完好性，不仅对于每个社会、个体信念及成见，而且对于健康者的极端怀疑来说，都是显然易见的前提。

　　马图塞克强调了这种困难：即清晰地和经验地确保理解这里所涉及的"更精细但也是本质的基本现象"。在很多学者看来，尤其是拜耶（1955），妄想或者说精神分裂的本质，在于交际能力的紊乱；拜耶还将注意力转到了信任与信念能力的标准，以及信任能力的生理学与病理学上。比对事物事实性抗拒更为基本的是病人对于人际间事实性的抗拒。如果人们越出马图塞克的范围，就可以说，要到这种事实性关系变化（其中的人际间事实性只是通常最引人注意地出现的部分，即一种范型）中去寻找被马图塞克看作是"更精细但也是本质的基本现象"。现象学精神病理学的重要任务就是把这种人际间事实性的关系①（由此引出的建构，不仅决定了为我们存在的外在事实性，而且决定了我们自己与本己身体的事实性）作为经验研究的对象。

　　库伦坎普夫和查特在由现象学精神病理学概念化的"理解人类学"框架内，把作为妄想症状研究基础的结构改变，描述

---

① 梅洛－庞蒂（1964，第 223 页）说到了"原始的、未经加工的存在"（L'Etre brut ou sauvage）。伯克哈特（Hans Burkhardt）在精神治疗学以及其他领域中的工作，就在这个意义上致力于事实性经验与遭遇的研究。

为立场虚弱（Standschwäche）与立场缺乏（Standbuße）。在这个视角下，妄想改变表现为"身体世界性结构的改变"。与此相应的是"外形力量游戏中的改变"——它的特点是作为立场丧失之方式的边界脱离、恢复脱离、基础脱离与崩塌。①

20　　引人注意的是（这里形成了一个回到第一章问题的循环），上述工作直到现在差不多还只适用于妄想症候群。非妄想的状态描述仍然没有得到考虑。如上所述，首要的原因在于，人们首先不能在很高程度上放弃对所信仰的自我－世界－关系的阐释，正如这种关系突出了妄想症候群那样。但问题在于，本质的结构改变不能靠妄想型精神分裂，在基本的层面上得到研究，即使妄想型精神分裂能够展示病人被隐藏的状态改变。

人们可以用查特经过多式多样的修改后所提出"信任中断"（Vertrauensbruch）来看妄想症状的本质，因此，尽管我们在这里所指的情形下，使用这个术语不是空洞无物的，但这个术语只有有限的适用性。当一个青春型精神分裂患者在特定情况下，引人注目地举止不当时，他就不再受信任并受到他周边环境的排斥，因此不需要表示对他的不信任。这里涉及的重要区别是：能够去信任某人（Vertrauen-haben-können-zu）与熟悉某事物（Vertraut-sein-mit）的区别。我们必须阐释二者无法轻易确定的关系。这种阐释完全与个体及非个体世界关系中的奠

①　今天的人们仍然不清楚，这里提到的"立"（Stand）所指的是什么样的存在方式或人学可能性。上述所有术语（也在作者的意义上），首先没有超出人们在这个结构改变问题中所尝试探索的范围。这些术语不是病理事件所阐释的东西，而是总体上仍然欠缺的现象学分析的主题。补充和辨别，一方面对于在个别案例中观察到的、结构改变的多样性来说是必要的，另一方面，对自我和世界建构的整体现象学问题中的现象组织来说也是必要的。

基关系有关。人们应该提防仓促地从另一方面去找原因，因此这是接近我们的思维习惯的——给予熟悉某事物的基本意义，大于给予能够去信任某人或完全的能够给予某人以信任的基本意义。

查特（1963b，第 837 页及以下）把这里的区别看作是信任衰弱（Vertrauensschwund）与信任中断的区别。信任中断被理解为“站立身体（stehenden Leib）的显现”及其世界性的改变，而与此相对的是，信任衰弱被理解为“承载身体”（tragenden Leib）的改变（由于这种改变，“所承载的存在流”枯竭了，并且“这个存在流的前个体根基”中的个体联系也被剥夺了）。查特从这种划分出发，把信任衰弱解释为内生型抑郁的基础。非内生型抑郁也得到了思考［参见豪格（K. Haug）和梅耶（J. E. Meyer）］，等等。但问题在于：除此以外是否没有别的、更基本的不熟悉（Nicht-Vertraut-Sein）了——用查特的话来说，它不仅是感情营养，而且也支配着生理美学的生命领域，并展现了非妄想型精神分裂症候群与妄想型“信任中断”的可能性条件。在这里我们找到了精神分裂之精神错乱（Alienation）①的人类学根源。在人类此在的自我与世界建构中，我们不可能不去讨论熟悉、习惯、自明性、自然性等的重要意义。

---

① 我们将陌生词汇“精神错乱”应用于精神分裂的基础本质改变。这是因为德语词“异化”（Entfremdung）已经在术语“异化体验”（Entfremdungserlebnisse）（包括了人格解体与现实解体的体验）（豪格和梅耶等）中被使用。所以不能把这里所指的“精神错乱”给混淆了。此外，“精神错乱”这个表达的优点是：（例如在法语中）它整合了精神疾病、精神错乱和异化的含义。众所周知的是，加贝尔（Gabel）（1962）曾经尝试把马克思的“异化”概念，有成效地应用于社会学导向的精神病理学。

第三章　现象学起点

　　当我们以"现象学"为题来阐释我们的研究时，我们必须要准确地说明，我们对"现象学"的理解是什么。这个术语背后有一段漫长的历史，并且具有模棱两可的意义，所以首先必须对它加以阐释。但我们只考察它对精神病理学的意义。所有只具有哲学相关性的东西都不在考虑范围内。

第一节　自然态度中的现象学

　　在自然科学中，现象学这个术语是一种对特定程序[①]的描述。人们在这一程序下，只是争取任一可能的无理论化描述。然而，这时经常有内在于（如此简单地进行的）描述的问题被忽视了。对于"现象"的前理论距离是不容易实现的，因为人们已经习惯了理论。理论通常已经在我们用来描述对象的范畴之中了（我们首先不是描述对象，而是已经解释了对象）。因此，作为描述基础的、所谓非常纯朴的经验，已经包含着不易认识的前提。

----

① 根据艾斯勒（Eisler）（1922年第二版），现象学是以提供知识、事实为目标的分类、描述和分析。

这意味着：如果没有基本的经验概念修正，那么可用作方法基础的现象学就是不可能的。

人们经常相信，现象学描述只是要简单地确定：某些这里、现在、如此这般以及如调查结果之类的东西。但在这样的论断或调查中，不仅要以这里、现在和如此的范畴为解释前提，而且除此之外，还要以与论断有关的那些东西为前提。所陈述的人或物，总是被看作是这样的或那样的。但这首先根本不能被主题化。一开始被自然而然承认的东西，总是处于背景中。从科学的角度来看，这种一开始就被自然承认的东西，显得太普通和不言而喻了。然而本质上，在使陈述得以可能的前知识中，已经有一种明显的理论了，而正是这种理论规定了科学程序的种类；这种运行在前知识中的理论很少得到研究。因此，所谓"纯粹的"描述必然或多或少地渗透着理论，而描述者也会或多或少地承认这一点。

对纯粹描述活动的本质进行追问，长期以来被人们认为是多余的，或者说不属于任一学科。如今它也不在精神病理学所属的学科中。事实上，在这一节所指的现象学概念的意义上，对本质问题的阐明不是现象学描述的事情。但是，当本质问题一开始就被认为是不相关的，并且对本质问题的考察被阻塞时，经验就变成了片面的强调；然后，经验的东西（Erfahrene）就与论断的东西相同一了。昆茨（1957，第 31 页）说到了"在经验上被简化的经验意义"。当歌德强调说"经验总只是经验的二分之一"[1]时，他也表达了同样的意思。

_____

① 散文第 712 篇。

因此，无前见的"现象学"描述，是对遭际（Begegnenden）本质进行基本澄清以及论断活动能力的前提，即在细节上联合两种对立态度的经验能力的前提。这是两种彼此处于复杂和辩证关系中的、不同的面向事实的理解方式。（作为每个无前提之描述基础的）经验，所具有的这种彼此抗拒且统一着的、两面神式的特征必须得到重视。这种经验在萌芽状态中就包括了既向本质科学展开，又向事实科学展开的可能性，但这两种展开可能性本身是相互分离的。在世界中所遭际的东西，不会分裂为事实与本质。虽然事实与本质都包含在萌芽状态中，在这个层面上的经验，跟事实科学与本质科学问题可能性相比，仍然是中性的。

这种作为现象学描述基础的经验，与整体和细节经验相比，仍然是中性的。对整体与部分的区分，本身就是某种对事实性进行认识的结果。（病人）遭际的整体不是单一细节的总和，而总已经是被共同经验到的东西（miterfahren）。相比后来更基本的活动，遭际的整体更多地出现于所谓的"第一印象"（ersten Eindruck）〔如：表征了自然态度现象学经验范型的"早发体验"（Präcoxerlebnis）（鲁梅克）〕中；这是因为，"第一印象""在经验上所受的简化"是最小的。这意味着："第一印象"没有采取成型的或完全固定的范畴态度，而是支持着更原初的、首先提示了范畴之重要意义的经验能力。

同样地，在这里引出的经验诚实性与原初广度中，还值得质问的是通常的主客二分。这种主客二分，也是经验事实性整体中特定（当然是很早以前就已经发生的）作用的结果。

这种从前理论和前科学经验维度中产生出来的描述，实际上不是胡塞尔现象学意义上的现象学。它至多是胡塞尔现象学的一种前阶段。胡塞尔意义上的现象学不是对经验或体验对象的朴素描述，而总是在方法论上有意识地指向作为各种显现之家的显现逻各斯（Heidegger，1927，第 7 节）。由向对象的前理论接近而产生出来的描述，总是为了方法的深造而在这个方向上开启（由此达到从前科学到科学的考量）。

第二节 雅斯贝尔斯意义上的现象学

雅斯贝尔斯的现象学概念与之前讲到的现象学很接近，然而它只与心灵相关。他在 1912 年就说到："这总是一种新的努力，并且总是通过克服前见而获得的善：这种现象学态度……我们现在不再满足于少数范畴，而是在无假设的情况下致力于现象，而在我们看到现象的地方，我们就试图当下化（vergegenwärtigen）它们。"（Jaspers，1963，第二版，第 322 页）它与自然科学的现象概念的区别是：应该被把握的现象（即他人的体验）不是直接被给予的，而这在雅斯贝尔斯看来不是太重要："显然，这种他者的心理学程序类似于自然科学中的程序：对象本身不能被我们的眼睛所见到；经验只是一种当下化。但逻辑原则就是如此。"他在对所有理论前见和阐明的节制中看到了这种逻辑原则。

因此，对雅斯贝尔斯来说，现象学是"描述心理学"。这个术语，他得自于胡塞尔的《逻辑研究》（1901）。向本质与先验现象学的发展（在胡塞尔那里已经达到），则被他抵制了。他强调："我们这里的现象学是一种经验程序"，在这里，经验概念的本质与先验主题是不被允许的。布洛克曼（Broekman）（1965）说，"当人们在对本质构造的抵制下从事现象学时，这种描述的伦理就在根本被剥夺了。"当事实上每种朝向本质与先验发展的可能性被切断时，这就意味着对现象学经验中事实给予的误判。然而，在科学发展的特定层面或特殊任务框架内，这完全是合目的和有成效的，而雅斯贝尔斯的现象学就是局限于此。

可是，当人们更近地观察雅斯贝尔斯的基础工作时（他在1912年首先描述和宣传的现象学研究方向），会发现：他对本质研究绝不是那么疏远，正如他自己后来所表明的。他在现象学程序内部区分了个体心灵现象的"边界"以及"次序"。其他由外而来的次序范畴在现象学上较少受青睐。与此相对的是，他提供了"一种按照它们的现象学亲缘关系来进行安置的心灵现象秩序，而色圈、各个色球中不可数的颜色，在现象学上则被忽视了。"（Jaspers，1963，第324页）人们通过这种方法，证实了"现象学的过渡"与"现象学的深渊"。然而，什么是不同于真正描述本质研究的前形式呢？如果说现象学秩序不同于源自现象的、得自现象本质的秩序原则，这么这种现象学秩序是什么呢？如果不以观察对象的本质为基础，按照雅斯贝尔斯的研究，类似性、过渡和深渊是怎么可能的？首先，正如他曾经说的，"对单个案例的入木三分浸入，在现象学上经常指示了无数案例中的普遍性。"这种普遍性，符合的不是经验的普遍（它完全不能被预测），甚至不与许多案例的观察相符，而只是符合胡塞尔意义上的本质察觉。

可是雅斯贝尔斯回复说，尽管没有本质存在洞见，这种描述与次序是不可能的，而且最后也不能成为主题，然而本质存在洞见只能作为描述与秩序的执行机构。他所指的现象学的经验特征也被包含在内。因此，人们可以完全同意这一点。只是雅斯贝尔斯必须也同意：从经验现象学到本质现象学，他只有很少的观点变化，不管这种描述与秩序揭示了什么样的可能性条件。因此，雅斯贝尔斯与胡塞尔的距离没有那么大，正如他本人所说的（部分地以方法论自我误解为基础）。只有这样才可以理解：胡塞尔把雅斯贝尔斯看作在他意义上的真正现象学家，尽管雅斯贝尔斯对他有抗拒（Jaspers，1951，第328页）。

接下来，我们将尝试继承雅斯贝尔斯现象学的正面，首先是保持他对现象学经验的严格捍卫，同时不执行他对本质与先验现象学的抵制。

第三节　以胡塞尔为指针的现象学

有关胡塞尔的现象学概念，从现在开始已经部分被预期到了。我们不讨论他的哲学问题。在根本上有关病理学与胡塞尔现象学关系的著述，人们从一些老一代的学者那里知道，在宾斯旺格（1922—1965）那里有不同的方面，拜坦迪耶克❶（Buytendijk）（1959），基斯克（1960，1963），海夫那❷（Häfner）（1961），库恩（Kuhn）（1963），斯特劳斯（Straus）（1963），斯坦恩（W. J. Stein）（1963），布洛克曼和穆勒－苏尔（1964）以及布洛克曼（1965）。更基本的著述是：斯泽莱西（1959，

❶　拜坦迪耶克（1887—1974），荷兰人类学家、生物学家和心理学家。——译者
❷　海夫那（1926—　），德国精神病科医生，曼海姆心灵健康中心研究所的创立者，1967年开始执掌海德堡大学临床医学系的精神病科教席。——译者

1961），德鲁 **❶**（Hermann Drüe）（1963），斯特拉塞尔（Strasser）（1964）。

1. 雅斯贝尔斯的现象学概念与胡塞尔的第一个区别不是对本质设问的抵制，而是由他对现象学还原的忽视而导致的原初及决定性的，以及与此相关的基本态度改变。现象学还原（phänomenologischen Reduktion）不仅为对于意识生命显现的描述态度提供了基础和辩护。它同时（雅斯贝尔斯也注意到了）搁置了事实特征，并摆脱了实在给予层面上的一切。由现象学还原实现的态度转变是现象学的第一方法论基础。事实性在所谓的悬搁中被放入括号内，也就是说，它只保留了意向关联的作用，不再是意向行为（Nosis）的意向对象（Noema）。正是通过这种方式，意向性在其整个范围内都变得显而易见。

问题不禁产生自：这种程序对于精神病理现象应该有什么作用。尽管按照这种方式人们得到的只是意识生命、先验执行生命的意向性，正如胡塞尔所说的，充分和完全的显现。但是，对于区分异常活动的意向性，这有什么意义呢？我们在正常活动中构造了共同的世界，另外科学研究的世界也是这样构造出来的。这说明：意识生命研究的目标是对隐性意义的现象学阐明。但是对于病理体验方式，这种程序不能一下子就不加扩展地让人明白。这里还能有另一个针对实现现象学还原的实际条件问题吗？对意向性、自我及世界构造的现象学分析，有什么用呢？这个问题不仅涉及荒唐的想法：即妄想，而且同样涉及荒唐的

---

❶ 德鲁（1933—），德国心理学家，曾担任美因茨大学哲学教授及科隆大学普通心理学教授，他的研究方向是心理学与哲学的关系，而且他主要是在胡塞尔的视角下来进行这项工作。——译者

行为、表达事件和体验方式。这就是现象学精神病理学的主题：只有依据普遍执行的生命（正常与异常构造的不同方式），才有希望到这个主题的假设之后，去追问"异常"与"正常"指什么，二者是怎么构成的，二者的区别是什么。人们必须意识到，当下的研究只能有限地完成这个任务。

2. 胡塞尔没有停留在现象学还原中，而是在此基础上构造了本质还原（eidetischen Reduktion）程序，即观念。这个方法是通过自由变换①。它使得本质作为不变项从现象变幻中呈现出来。当人们准确地去看时，本质（Eidos）本身不是通过这种方法被找到，而只是纯粹的显现。这种方法只是用于：之前总是已经共同被把握（Miterfaßte）和共同被直观（Miterschaute）的东西在事后的准备。自由变换进行的可能性空间，本身已经通过本质得到了规定。本质在前表达经验中生效的特性和方法，太少被胡塞尔（首先是在早期）考虑到了。但是，对于病理学来说，它恰恰有决定性的意义。

本质现象学以全新的经验与理论关系为基础。经验与理论不再是分离的："现象学所说的直观，包括'看'（Sehen）和'明察'（Einsehen）……"（Strasser，1964，第230页）。这是一件重要的事情：胡塞尔现象学在其影响上不可估量的成就是，在没有抹平差异的情况下，以本质现象学的方式克服了在经验认识与本质认识之间的传统鸿沟。

---

① 胡塞尔在很多地方阐述了这项程序。参见《胡塞尔全集》第1卷，第103页及以下；第5卷，第25页及以下，第131页及以下；第9卷，第69页及以下。《经验与判断》（1948，§86f.），《形式与超越逻辑》（1929，第218段及以下）对于哲学问题，参见图根哈特（E. Tugendhat）（1967，§7）。

　　如果也不是为了经验事实，而只是考虑到经验现象，歌德就已经提出了类似的要求："有一种柔软的经验，它与对象有密切的同一，并由此而成为根本的理论"（散文第906篇）。宾斯旺格（1964，第631页及以下）根据科宁格（J. König）（1926）断然地揭示了歌德的现象学概念与胡塞尔的现象学概念之间的关系。这种经验的对象不只是在其实际规定性中的存在者，也是在其存在方式中的存在者。

29　　胡塞尔之后的现象学进一步克服了上述经验认识与本质认识之间的差距，而它们首先是以新的、根本的方式来接受"本质"这个词的语义。

　　这就要防止存在者及其存在方式之间的混淆，即由经验（aus der Erfahrung）以及据经验（an der Erfahrung）获得东西之间的混淆。在不同的前沿，它既以哲学传统，也以自然科学传统为指导。当前现象学的任务其实是：不仅要强调分离，而且要尽可能多地强调相联系。"据"经验而得来的认识，不能独立于经验，而只是（渐渐地）独立于经验的偶然性。非源于经验的东西，首先是与经验一起显现的。[①]现象学研究的重要问题是，"与经验一起显现的"是什么样的联系，即先天与后天的相互联系。如果现在还要假设：先天与后天是分离的，那这就是愚蠢的假设，因为现在有了计算机，而其程序不能独立于数据加工。

　　对于存在者，现象学的本质学关注的不是其事实确定性，而是其存在方式。胡塞尔用"地方性存在论"（regionalen Ontologien）来指代对基本存在之科学的先验规划。每个精神

---

① 参见康德：《纯粹理性批判》，第二版，第1页。只是在康德这里的重点不一样。

病理给予性的现象学本质描述，最终都有助于心灵异常的地方性存在论奠基。

　　在这种关联中说到"存在论"自然会有严重误解的可能性。首先，"存在论"这个词在这里指的不是教条的存在学（Seinswissenschaft）。相反，现象学的存在论指的是，为了消除教条存在规定的现象学方法论。胡塞尔本人有时候就采取了形而上学立场，而这种立场在经验上模糊了他分析的纯粹描述特征。因此兰德格雷贝（Ludwig Landgrebe）在说到"形而上学建构概念中的方法论附带传导（Hinüberspielen）"时肯定不是不对的。与此相对的是，我们将致力坚持现象学的纯粹描述特征。

　　其次，现象学精神病理学的意图，必须严格地区别于哲学存在论的意图，——［如海德格尔（Martin Heidegger）❶的哲学存在论］对存在意义的追寻是其问题的核心。在这种设问框架中，对一种存在方式（人们考虑到了焦虑、恐惧、好奇，等等，但首先也想到了我们所特别感兴趣的对熟悉或不熟悉的分析）的分析，只有模范的特点。焦虑、恐惧、熟悉、不熟悉等的本质，不是根据自我意志来探索的，而只是依据对存在问题的解答来探索的。显然，这种哲学设问可以属于，也可以不属于我们。因此，当精神病理学豁免存在问题时，这只是为了更恰当地描述一种存在方式，并且反过来，只是为了能够更好地理解病人以及我们在病人那里直接或间接经验到的东西。为此，需要有其他的

30

---

❶　海德格尔（1889—1976），德国哲学家、现象学的主要代表人物之一。在胡塞尔退休以后，他在胡塞尔的推荐之下担任了弗赖堡大学的哲学教授，后来还担任了弗赖堡大学校长。二战以后，由于他曾经支持希特勒的国家社会主义，所以被禁止在大学授课。他的现象学思想，对现象学精神病理学有很大的意义，如宾斯旺格、布兰肯伯格、博斯等都受到了他的影响。——译者

事实理解来超越哲学所提供的理解。在哲学以及单科或专业科学之间非常有争议的部分，不是被更多地拉到本质科学与事实科学之间，而其实是被拉到如下两种科学之间：一方面是由存在者的存在方式出发，并且一再依据对存在意义的追问来考虑存在者的科学；另一方面是为了更好地理解这些特定存在方式以及这些存在者，而致力于存在问题的科学。因此，关键不是事实，而是问题方向。方向背景是什么，这是另一个问题并且是相反的问题。除此之外的技能问题不是很重要。

在这种意义上，人们会问，在我们致力于精神病理学给予性的现象学分析的地方，我们总是间接同时地依据异常的"地方性存在论"（如果这不是明确的目标），尽管在相反的设问中，它被当作是哲学。基斯克（1960）就已经提出来，并采纳了兰德格雷贝对胡塞尔《纯粹现象学和现象学哲学的观观念》第二卷的解释（Husserliania Bd. IV）。对我们的问题来说，特别有意义的是，对作为"人类之特定简明类型的精神分裂'形态'"（Kisker，1963）的追寻，尽管在这里，"人类常规变化的可能性"也在病理学存在方式中被作为前提。

这种研究是很困难的。"异常"、"精神分裂"，最多是地方性存在论的主题，但不是在异常、精神分裂的同等意义上，即心灵异常或病人。困难在于：关于人的本质理论（胡塞尔意义上地方性存在论的工作）不能以同于空间躯体的、无生命的、有生命的或仅仅是生命存在的方式而成为可能。在这种方向上的尝试［如尼古拉·哈特曼（Nicola Hartmann），在某种程度上也包括舍勒（M. Scheler）］不能让人完全满意。以海德格尔的存在之存在论为起点，人不是简单地如其他东西一样成为本质理论的对象；更确切的说，"存在论"这个词必然有其他意义。然而要考虑的是，人类存在包含着非常不同的存在论结构之存在方式的多样性，并且的确不只是专门被解释为存在的东西（Straus，1963）。本质现象学和存在解释学都不适合于这项任务。它们缺乏的是对人类本质［它更多地只是作为私人解释（《存在与时间》，第 50，58 页）］的通达可能性，因此缺乏对人类主体之主体性的无遮蔽的看。布洛克曼和穆勒－苏尔（1964）是否做出了正确理解的问题（这项在结构人类学框架中的任务，正如它在普莱辛那（Helmuth Plessner）❶ 那里所表达的那样，其实已经被解决了），必须得到回答。

　　3. 在胡塞尔这里，对人类主体之主观性的追问，是通过现象学的第三层次，即先验还原（transzendentale Reduktion）得到回答的。在这个层次上，所有给予性（也包括经验主体）都被描述为先验自我的建构："世界所有的存在，也包括我的真实存在，都是建构性先验的宇宙……"（Husserl，1929，第 222 段，第 258 页）与此相关的问题，在胡塞尔后期著作的自我学或单子学中得到了处理。对精神病理学来说，这些问题在斯泽莱西 ❷ 对宾斯旺格（1960—1965）的最后出版物的解释中得到了阐明。基斯克（1961）等质疑：现象学的自我学（除了理论方面的兴趣），对于精神治疗是否有成效。与此相反的是，布洛克曼和穆勒－苏尔（1964）以及布洛克曼（1965）认为，

---

❶ 普莱辛那（1892—1985），德国哲学家与社会学家，是哲学人类学的主要倡导者。——译者

❷ 斯泽莱西（1889—1966），德国现象学家，曾于 1947 年接替海德格尔在弗赖堡大学的教席。他的研究重点是哲学与自然科学的关系，而且他对胡塞尔的阐释，对本书著者布兰肯伯格产生了重要影响。——译者

胡塞尔的后期著作（就经验与先验自我的关系阐释来说），对作为"自我领域内构造问题"的精神分裂问题有关键作用。

32　　　这种"现象学转向"（基斯克）不必然意味着对此在分析的否定。宾斯旺格（1965）虽然强调：他赞赏海德格尔的存在论意图，但他更怀疑它在科学上的"应用"。然而，这不意味着，宾斯旺格放弃了通过《存在与时间》而实现的此在分析（Daseinsanalyse）的关键进路。其实，宾斯旺格在最后的时候仍然坚持"存在论此在分析的基础"（Binswanger 1965，第17页及以下）。在世界中的存在不是作为形式－存在论结构，而是作为通过多种修正①而实现并详细地被描述的事情（Geschehen），成为我们的出发点。胡塞尔的意向性问题通过海德格尔得到了扩展和基础加深，从而没有被放弃。主要的主题始终是此在的超越（Transzendieren des Da-Seins），而这时"是"（sein）这个词获得了一种动词和及物的意义（参见 Blankenburg，1962）。但是按照胡塞尔的现象学理论，无前提的程序是可能的。没有必要像宾斯旺格那样②，由此在分析回到经验结构的分析。决定性的东西其实是现象学建构问题的复盘。它不是无条件的以朝向对象意向性的指向为前提的［胡塞尔对于对象意向性的片面强调首先是在后期著作中得到逐渐地克服（但不是完全的）］。此在或在世界中的存在也可以被理解为胡塞尔意义上先验"执行生命"的成果，

────────────

① 博斯（Medard Boss）说到了在世界中存在的改变。这里还可以参见海夫那（1961，第28、29页）、库恩（1963）和布兰肯伯格（1965a）。

② 宾斯旺格与现象学及存在论的关系非常复杂，并且无疑会引起各种误解，尤其是自我误解。我们在这里不能展开。对于宾斯旺格较老的批判，可以参见昆茨（1949）和斯泽莱西（1951/1961）；较新的批判，可以参见沃尼森（Vonessen）（1965/1966）和索尼曼（Sonnemann）（1969）。

并且在其建构或发生上得到调查。由此，《存在与时间》中个别分析（例如：存在理解的模式）的正确成果被保留下来，但又在对先验建构或发生的现象学描述框架中被取消了，而且违反《存在与时间》存在论意向的东西，却保证了对单个学科的精神病理学方向的富有成效关系。因此，首先要考虑到不同现象学派别的发展，尤其是以后期胡塞尔为指导的法国现象学的发展。显然，这也是布洛克曼（1965）的意图，而他强调，对《存在与时间》的解释本身是在胡塞尔意义上的生活世界分析，只是用了不同的语词或是在另一种"态度"框架中。

以这种方式来混合不同的视角和方法论取向所产生的危险是很大的。例如，像世界、此在、先验等单个术语，在不同的学者那里有非常不同的意义。我们不可能以对语言的单一分析来说明这些差异。但是，现象学精神病理学必须坚持：在上述危险没有解除的情况下，去进行清晰的表达，甚至在大量的模棱两可性中也不丧失清晰性。因此，之前的探讨也是必要的。

如前所述，现象学－人类学导向工作的术语多样性是令人不快的，但是它在当前研究中也几乎是不可避免的。我们通常不能保证方法纯粹性或术语的明晰性，只能教条地规定现象学方向。目前不能把所有其他的正面成果整合起来。但这不意味着，不同的出发点、方法论态度以及由此导致的理解，相互之间完全是没有关系的。在对它们差异的认识中，总是会展现出更多的由事实规定的一致性，并且可以期待：不同的、当前仍然分离的现象学研究方向汇合成连续科学的统一潮流。

我们不仅要区分不同现象学方向的出发点。在对胡塞尔科学体系的严格接受中，也会产生因方法论方向而异的中间阶段。

德鲁（1963，§17）提出了5种中间阶段。它们不仅在术语上，而且在事实上也以胡塞尔为依据。德鲁把这种5种中间阶段描述为：

1. 心理物理心理学，
2. 纯粹心理学，
3. 本质心理学，
4. 先验心理学，
5. 先验现象学。

在述区分中，精神病理学总是同样可以代替心理学，因为德鲁在解释这个序列时，大多借助精神病学来举例。

34　　　我们不能单个地切入这些差异。但对这些差异的认识，对于精神病理学领域中不同工作的暂时编排来说是很重要的。除此之外，当人们考虑到基斯克（1964，1965）按照多种精神治疗方法的编排尝试时，人们就可以粗略地看到我们专业领域中可能的方法设问的庞大数量。如果要避免对任一出发点的合法性或完全优先性的徒劳争论，那么人们就应该通过深思熟虑的、对分散的多种方法［在葛布萨特尔❶（Viktor Emil v. Gebsattel）看来，在如今的精神病学中，方法的多样性只允许多角度的说明］的组合工作，尽所有努力；如果允许方法的多种多样性，那么精神病理学的事实状态，在其多维度上就能得到更充分和完满地展现。

　　　宾斯旺格在其最后著述中开始的、从此在分析到纯粹现象学出发点的重点转移，作为最决定性的丧失，放弃了生活史的

---

❶ 葛布萨特尔（1883—1976），德国精神病学家和哲学家，人类学医学、精神治疗学和心理学的先行者。——译者

问题。如果这种放弃是确定的，那么生活史的问题就几乎不能再通过任何其他努力而产生。然而，它只是暂时被这样考虑。令人满意的对各种在世界中存在（源于海德格尔的术语和视角）之结构的阐释，也可以这样说：对现象学意义上的自我、世界和身体建构，即"先验组织"（transzendentalen Organisation）[①]（Blankenburg，1962，1965b，c）的阐释，是同时代共同生活史中的目标，但它面临着巨大的困难。因此，出于科学经济学的理由，生活史的问题首先退到次要位置，以便在被创造的基础上以加深的方式再开始。

第四节　生活世界视角下的精神分裂性错乱

在追问精神分裂此在的（前妄想）精神错乱 [斯特劳斯和那坦森（Natanson）[❶]（1963）探讨了这个问题] 时，我们局限于它们的生活世界锚定问题。这涉及"作为我们共同生活世界 35

[①] 我们把"先验组织"理解为特定人类此在的事实超越结构，即自我和世界关系之可能性条件的结构。"先验组织"不只是"意向性构造"（Intentionalitätsgefüge）（吉尔伯特）（A. R. Gilbert），它还包括前意向的自我及世界关系。我们用"先验组织"这个术语来取代"此在理解"（Daseinsverfassung）（宾斯旺格）以及类似的表达，因为这个术语避免了静态的特征（就好像直接性与间接性的辩证法应该避免只有利直接性）。在哲学上表现为形式先验结构的东西，在这里表现为实际的、正处于持续变化中的、作为现象学－描述研究对象的构造。"先验"这个概念被给予的经验－实证用法，不是传统的哲学意向。本书的任务不是为"先验"概念进行辩护。因此，这个概念的传统用法所包括的前提，必须得到探讨。值得怀疑的是：在这种情况下对一个像"先验"这样过去如此被使用过的词，进行阐释，是否有意义。但直到现在，还是没有相应的术语。

[❶] 那坦森（1924—1996），美国哲学家。他是现象学家舒茨（Alfred Schütz）的学生，并且把胡塞尔与萨特的哲学介绍到了美国。他曾任教于休斯顿大学、北加利福尼亚大学、加州大学圣克鲁兹分校和耶鲁大学。——译者

之组成部分的精神失常（Verrückten）经验，以及这种经验方式怎么构成了精神失常者的特殊生活世界"（Kisker，1963，第10页）。[①]因而要有更深入的程序。这涉及一种以病人经验为基础的研究，尽管病人经验具有客观和主观的双重意义。这也涉及我们对于病人的前理论与前对象经验，另外还涉及这个问题：病人是怎么构造了一个特殊的生活世界，而这个世界又怎么塑造了他的体验、经验、行为和自我经验的。我们的惊异（Befremdung）和病人的异化既对立，又相互提示。它们二者进入现象学之精神错乱经验的种类与方式，将在下文展现：

I. 在现象学的任务中，精神失常者的经验及其精神失常状态（正如它们对我们来说是前理论的、在与遭际者的原初交往中呈现为活的意识中那样）必须首先得到完整地把握。这种经验层次被胡塞尔描述为生活世界的层次。它还与在先验"自然态度的现象学"部分中被执行的东西相一致。作为前科学的经验层次，它同时是非科学的。因此，它以最容易地撤消实证科学意识为特点。

实证科学意识坚持事实，尝试解释被确定的事实，并且使之变得可支配。它在每个通过科学的先验筹划中被事先给予，并因此在进一步确定的实在层面上影响着遭际者。所有不向实证科学程序臣服的东西，都被实证科学排除在外或作为"主观的东西"而不被认为是科学的。因此，这种科学研究确保了明晰的概念，并让已存在的东西变得可支配。不同存在方式的差

_____

① 人们可以用"世界"来取代"生活世界"，由此将这个问题放到一个更大的框架内。但是，"生活世界"这个术语应该被用于之前对于前理论的世界关系［尤其是对于"日常世界假设"（斯特劳斯）］的强调。

异性不是实证科学的主题，而只是铺垫了单个科学分支的分散
先验筹划。这必然意味着对普遍事实性的限制，因此被这种科学 36
方法排除在外的东西，绝不只是主观的，而是既包含主观的要
素，又包含客观的要素——主客观要素以难以区分的方式统一在
一起。

生活世界经验不承认科学经验的这种局限性，因此它想走
得更远。但是当生活世界经验也面对在其不同存在方式中的遭
际者（Begegnende）时，它没有把遭际者经验为那种（科学上
可支配的东西），而是无方法和无控制地把遭际者与事实以及
主观经验要素相融合。生活世界经验的基础是非科学性。另一
方面，生活世界经验包含了科学经验以及其中"被忘却的感性
元素"（胡塞尔）。我通过科学认识来处于世界中。在这种意
义上的世界（首先由现象学研究来在理论上揭示），根本不同
于所有作为自然科学对象的"世界"（参见海德格尔的"内世界"）。
只要每个理论科学程序同时是一种活动，并且展现了其他的世
界操控活动，那么它们除了理论以及实践导向经验，还以生活
世界经验事实[①]为前提。

在胡塞尔意义上的现象学经验（正如我已经强调过的），
不同于这种生活世界经验。胡塞尔意义上的现象学经验，仅仅
致力于作为生活世界经验的经验，并只考察它的意向关联——
生活世界。[②]胡塞尔意义上的现象学经验也绝不执行它的素朴设

---

① 在这种生活世界意义上的经验，不只是对于某种东西的经验，而总在同时是这
样的经验：我们与某些东西或人一起做的经验（Szilasi, 1965）。它以实践为根基。
② 对于"生活世界"在胡塞尔那里的认识论价值，还可参见图根哈特（1967）和
帕泽尼（Pazanin）（1969）。

定（它是非科学的），但它也没有简单如对象研究那样排除
了它的原初设定，而是将原初设定放入了括号。这种加括号
（Einklammerung）让对经验之建构要素的研究成为可能。在
这种研究之上，所有自然科学研究（尽管付出所有的破框努力）
仍然要依赖不可轻易实现的方式。[①]

我们可以举一个例子来阐明这一点：一个描述了未经反思
印象的前科学判断（"X恍恍惚惚的，他精神失常了"），在
现象学设问框架中不是简单地作为不科学的判断而被抛弃了，
而是被进一步采纳了。它其实是根据可能性的条件（在这些条
件下，与这种印象"同时"的某种行为能够招致"精神失常"）
来被提问的，并且存在着这种可能性：辨别这种印象并探索它
的主观及客观成分。因此，人们不能满足于确定：这里的表达
只是隐喻式地被使用着，而是要致力于传达甚至只是用于行为
特点之空间描述的可能性条件。这里所指的一切包括：病人以
任一方式给我们留下深刻印象的东西，例如目光、神情、手势、
姿势以及许多不是已经在被动接纳中起作用，而是首先在与病
人的积极交往中起作用的东西。

这意味着，一方面现象学经验尝试果断地向作为自然、朴
素的前科学经验遭际者之所有存在方式（即直接地、"自然地"
存在）开放。另一方面，现象学经验致力于比通常的科学经验
更科学，因为它不是只停留在一种（总是前设的）先验筹划上，
而是考虑到不同的实在概念，并探索与之相关的"意义基础"
（Sinnesfundamente）（胡塞尔）。

----

① 斯特劳斯生活著作中有相当大一部分，可以确证我们的专业领域。

另外，现象学经验追问：遭际者的不同存在方式以及这个词在现象学意义上的建构。在这样的道路上，首先提升的是前科学意识中更灵活和更细微感觉的感受性（Beeindruckbarkeit），然后系统地打造面向客体、即同时面向新型经验的工具论。这也绝不只是一种与病人及其精神失常状态的质朴遭际（它是由我们的共同生活中脱落出来的事件）——重要的是：这与科学无关，同时为了现象学的探讨（即现象学经验的澄明）。这种惊异的主观经验，应该按照通过这些体验可把握的惊异存在方式的客观经验，而被阐明。

II. 在 I 当中被提出的通达病人及其疾病之存在方式的进路是复杂的，因此更难把握的是"这种经验方式：对于精神失常者来说，一种特殊的生活世界是怎么构成的"（基斯克）。胡塞尔的建构分析，首先（也在本质共同性上）问到了自我意识中的建构。对他者的超越经验是何以可能的？斯特劳斯（1963）正确地指出：雅斯贝尔斯对于病人直观的现观（Vergegenwartigung）研究，跃过了交流及可能性的问题，因而在根本上跃过了精神治疗学的基本问题。重要的提示可以参考昆茨、宾斯旺格、库恩、斯特劳斯等。按照理解概念的多义性，在凸显雅斯贝尔斯的现象学时，必须要强调，目标不单是对病人所经历到东西的直觉现观。因此，这不是好像要透过病人的皮肤，以共同地体验（mitlerleben）病人所体验到的东西。这在何种程度上是可能的，取决于因研究者而异的主观条件。在主观条件凸显中，这里所指的现象学思考方式，是通过病人的自我描述来理解他的存在方式的。进路是双重的，一个是病人的自我阐述，另一个是阐释学交往。宾斯旺格追随着斯泽莱西，

38

强调了这种"双重化交往"（首先是在他 1958 年对昆茨的阐释框架中）。我们根据这种方式所把握的东西，（病人的存在方式，病人现身情态的切近存在方式）就是在第一章中所描述的东西（以多种视角通达）。目标是相同东西的两面：把握病人的、总是与生命相关的自我建构和世界建构。

第四章 临床经验

什么经验基础可以作为我们处理精神分裂性错乱问题的出发点呢？这种经验基础首先是在与精神分裂病人的日常临床交往中所获得的印象。病人，尤其是可以用共同术语来流畅地进行描述的病人，几乎不存在，而且困难在于，他们用手指比划并说着：是这么一个情况。通常我们在所有的精神分裂中都会发现精神错乱，所以很难将精神错乱从精神分裂中分离出来。一部分原因是精神错乱被更大的症状掩盖了，另一部分原因是精神错乱表明：研究所要求的事实具有无法阐明性。

所谓的"早发情感"（Präcoxgefühl）问题（鲁梅克），经常得到人们的讨论。在这个问题中，我们看到了由雅斯贝尔斯开始的、近来精神病学的主观性转向的升级。按照耶勒（Irle）（1962）的民意测验，在受访的精神治疗医师中有 54% 的人认为：早发情感作为诊断标准是可信赖并且是不能错过的，然而有必要尽力去理解并在根本上研究"早发情感"，或者更好的是：去理解并研究"早发体验"所意味着的主观印象的客观关联。韦尔希、穆勒－苏尔、斯波里（Th. Spoerri）和海曼（H. Heimann）进行的工作就是沿着这个方向进行的。

目前别无他法，除了由尽可能宽广的经验基础出发、在各种案例中寻求认识那种更细微的、在精神分裂多数案例中仍然只是作为普通模糊印象的东西。这适用于现象学分析（它由细腻和可信任的自我陈述材料出发，来进行分析和理解）。当人们首先通过对一个具有反思能力之病人的自我描述的现象学分析，来深化对上文所指的结构变异的认识时，人们就可以更容易地在其他病人（他们由于反思和自我阐释可能性的缺乏，在值得注意的症状非常充满的情况下，几乎或者完全不能表达）那里重新发现这种结构变异。

鉴于这种情况一如既往地出现，在一个尤其合适的病人那里了解到的事情，具有重要的意义。大多数病人几乎不能把握或复述自己的状态，因此我们发现的少数能自我描述的病人，就很有价值。现象学分析使我们注意到那些一直被忽视的范畴，并使我们细化在其他没有反思能力的病人那里也有明显表现的差别。

下表概述了来自作者经验圈的、未经挑选的、405 名精神分裂病人的病案。这些病人是德国弗赖堡大学精神治疗和神经诊所在 1955—1967 年间收治的。男女数量的差异是非常明显的；这是因为男性要比女性工作更长的时间。

	总数	男性	女性
青春型精神分裂	153	130	23
妄想型精神分裂	168	116	52
紧张型精神分裂	59	47	12
残余型精神分裂	25	22	3
精神分裂总数	405	315	90

在这 405 名病人中，只有 23 人能够反思①其变异状态（Verändertsein），而他们的状态长期地以这种反思性为特征（A组）。另有 36 名病人能够表达他们对于变异状态的清晰知觉（B组）。剩下来的 346 名病人，只能短暂地、非常不完整地或者根本不能反思并表达其变异状态（C组）。

	总数	A	B	C	男性	A	B	C	女性	A	B	C
青春型精神分裂	153	12	20	121	130	9	17	104	23	3	3	17
妄想型精神分裂	168	8	11	149	116	6	8	102	52	2	3	47
紧张型精神分裂	59	1	2	56	47	1	2	44	12	0	0	12
残余型精神分裂	25	2	3	20	22	1	3	18	3	1	0	2
精神分裂总数	405	23	36	346	315	17	30	268	90	6	6	78

A 组 = 能够反思其变异状态，并且其状态长期地以这种反思性为特征的病人。

B 组 = 能够表达他们对于变异状态的清晰知觉的病人。

C 组 = 不能，或者只能短暂地、非常不完整地反思并表达其变异状态的病人。

在这个领域中的数量报告只能进行有限的比较。它们仅仅提供了粗略的根据。这是因为：1. 在"能反思"和"不能反思"之间没有明确的界限；2. 反思、不能反思，或知觉并表达自身变异状态之能力的程度，在同一病人的病程中会发生明显的波动；3. 不能依赖医生所理解的类型。众所周知，在精神病诊治中，（在自我阐明意义上的）精神分裂表达经常发生（它在自发过程中属于很罕见的事），——因此，它没有被看作是人为的东西，

①　这里考虑的只是对当下变异状态的知觉能力，而没有考虑到对过去阵发的看法。

或者说由于这个原因诊断必须被怀疑。

我们在表中的病案，有这些保留条件。

根据这个统计（当人们把 A 组和 B 组整合在一起时），在所有 405 个病人中有 14.5% 的病人（405 人当中的 59 人）有清晰的疾病知觉。在青春型精神分裂病人中，超过 20% 的病人（153 人当中的 32 人）有清晰的疾病知觉，而在妄想型、紧张型和残余型精神分裂病人中，只有超过 10% 的病人（252 当中 27）有清晰的疾病知觉。具有显著反思能力的病人，在总数中占 5.6%，在青春型精神分裂病人中将近占 8%，在其他类型的精神分裂病人中只占 4%。这也是不多的。在纯粹的印象中，人们会对数量有更高地估计。相比不能进行反思的精神分裂病人，能够反思的精神分裂病人通常可以让医生更好地依靠他们的记忆并有相对更大的空间。

有关知觉并表达自身变异状态能力的子形式（Unterformen）之间的差异，符合一般的经验（参见韦尔希等）。因此，在青春型精神分裂病人那里，这种知觉并表达自身变化状态能力，要高于其他精神分裂病人。与此有关的男性与女性之间的差异是偶然的，并且没有明确的价值。

我们的主要兴趣首先是在青春型以及与之相近的残余型精神分裂上，因为它们当中有我们寻找的基本症候群。作为上表基础的青春型精神分裂，是非常广泛的。它包括所有没有明确的妄想或紧张症状的症候群（除了残余状态以外——它属于三种形式之一）。这种青春型精神分裂的概念比曼弗雷德·布劳勒的概念要更宽广，因为这 153 名青春型精神分裂病人，还包括被曼弗雷德·布劳勒以及其他人按照传统而分离出去的简单型精神分裂病人。这涉及 9 个案例（6 名男性，3 名女性）（人们最后可以算得出来），而且要注意的是：在青春型精神分裂和简单型精神分裂之间的界限划分①，要比精神分裂的其他子形式之间的界限划分更为任意。在疾病分类学视野下对简单型精神分裂的划分是否有意义，这要在下文讨论。今天很多的精神病学派都满足于精神分裂症的三分法。然而，这些案例对于我们的问题来说是很重要的。我们会在下文再回到简单型精神分裂（尤其是它的很少能够进行反思的形式）的问题（参见本书第 68 页以下）。

众所周知，自从海克尔（Ewald Hecker）❶ 和卡尔鲍姆（Karl L. Kahlbaum）❷ 对青春型精神分裂的概念进行清晰和简明的勾勒以来，青春型精神分裂的概念经历了显著的扩展和重点转换。总有更多的状态图景和过程类型取代疾病年龄（青年精神错乱）而成为决定性标准。如今人们通常不是靠症状开端（Manifestationsbeginn）而把所有的精神分裂状态图景都描述为青春型精神分裂〔在青春型精神分裂中显著存在的东西，不是妄想意象内容或紧张性的原动力异常，而是一般的性情改变（Gemütsveränderung）（通常伴有原动力和思维紊乱）〕。在

---

① 当人们更准确地来看时，会发现：一些被诊断为简单型精神分裂的病案，具备的紧张型特征要多于青春型特征。因此人们同样可以把这些简单型精神分裂的病案，描述为温和的紧张型精神分裂。在这里通常不会出现的是，少数紧张型症状比青春型或妄想型症状更容易为精神治疗医师忽视。

❶ 海克尔（1843—1909），德国精神病学家、卡尔鲍姆的学生，他最重要的工作是提出了紧张型痴呆（dementia catatonica）和青春型痴呆（dementia hebephrenica）的概念。——译者

❷ 卡尔鲍姆（1828—1899），德国精神病学家，他在 1863 年对精神疾病进行了重新划分，并首次将青春型精神分裂和紧张型精神分裂定义为疾病。——译者

愚蠢或迟钝－漠然以及粗野行为意义上的性情改变，尤其被视为典型，然而不被视为必要条件。疾病年龄的意义不大，但也会被给予很高的评价，例如：在韦尔希（1949）的病例报告中，青春型精神分裂症状首发时间点的平均年龄是 31 岁。[①] 与此相对的是，我们的 153 名青春型精神分裂病人的平均年龄是 22 岁。[②]

43 在海克尔狭义意义上的、相当典型的青春型精神分裂有 97 例（82 名男性，15 名女性）。他们平均的症状开端是 20 岁。

我们的材料较少说到遗传性。153 名病人中的 68 名，有家庭的精神分裂因素（Belastung）。因为很多案例中的否定报告不可靠，所以真实的数字有可能在本质上会更高。另外，如果考虑到来自于早期孩提时代社会环境中重要影响的可能性，那么就无法确定家庭的遗传因素占多大比重。

很多过程就其本身会被忽视而言，是不清晰的。向精神分裂其他子形式的过渡，经常[③] 会发生，正如今天的人们知道：这里的过程表明“静态考虑的精神分裂类型是一种与横断面相联系的幻象”（扬扎雷克）。尤其频繁的是由青春型向妄想型症候群的过渡，而其中某种“与年龄的相关”（Schulte，1963）是不可忽视的［参见克莱斯特（Kleist）等，1950，1951，1960］。只有 23 例是一开始就慢性－进展的。有时在潜行的“平静本质变化”的数年后，其他所有病例都有或多或少的清晰发展。

---

① 晚期青春型精神分裂（在韦尔希那里，主要是慢性的、需要住院的病人）的大量累积，可能与后期疾病相比早期疾病有更坏的纵剖面预后有关。

② 在有关疾病年龄的报告中，要注意的是：在极端潜行发展进程中的症状开端，不是不能任意确定的。相应的时间点，经常更多地表明病人的忍受范围或观察可能性，而不是变异的真实开端。

③ 数量的陈述不是特别有意义，因为我们只是掌握了一部分病人的较长病程。

与妄想型和紧张型精神分裂相反的是，我们在青春型精神分裂病人住院期间，几乎没有观察到他们有完全的缓解。①这符合这个经验：相比精神分裂的其他子形式，青春型精神分裂有更坏的预后。②根据我们的经验，尽管在状态图景和过程形式之间存在的不是绝对严格的关联，而是一种本质上比疾病开端与症状开端之间以及状态图景与过程形式之间关联更清晰的关联。青春型精神分裂概念所经历的、上述意义变异的实际合理基础，就在这里。

尽管青春型精神分裂的预后不是如之前③普遍认为地那样坏。但是我们必须进一步地审核我们的这个判断。这首先与病人所住医院的条件有关。在精神治疗国家病院（Landeskrankenhäuse）里的长期病人中，青春型精神分裂病人显然是很少的（正如早期精神分裂病人一样）。④然而，这绝没有说明：青春型精神分裂病人得到了更好地缓解，而只是说明，青春型精神分裂病人相比其他以妄想－幻觉及紧张症状为主的精神分裂子形式，本身或者说在其他时候很少是危险的，而且更容易进行家庭护理。

除此之外，德莱福斯（K. Dreves）所进行的家庭层面上的复查，证实了我们的这个印象：非精神病院护理的青春型精神分裂病人的预后，好于人们根据传统理解及传统治疗所进行的

44

---

① 但是完全缓解出现在病后病历的复查中，因此我们推动了上述德莱福斯的调查。

② 除了情感和原动力的改变，经常出现的思维紊乱有着特殊的意义。在我们的153 名青春型精神分裂病人中，有98 名（82 名男性，16 名女性）可以证明这些思维紊乱。正如复查所表明的，这些思维紊乱比通常所认为的更可逆转。

③ 海克尔（1871），毛兹（Mauz）（1930），克莱斯特，福斯特（Faust）和舒尔曼（Schürmann）（1960）。

④ 莫斯（Mohs）（1966），梅耶（1967），扬扎雷克（1967，1968）。

大多数住院诊疗。87 名由于青春型精神分裂而进行临床治疗的病人（都得到了一次家访），有 57 名至少在 5 年内没有再进行住院治疗。平均的病后病历时长是 10.9 年。更准确的分类整理，请参看下表：

完全缓解	15	8 名男性	7 名女性
部分缓解	16	10 名男性	6 名女性
改善	10	5 名男性	5 名女性
未改善	16	5 名男性	11 名女性
总计	57	28 名男性	29 名女性

在 41 名病人中，完全缓解、部分缓解和改善的病人有 21 名在这期间结了婚（其余有 2 人之前已经结婚），而有 7 名没有家庭支持的病人在这期间独立生活。只有 8 名病人仍与父母一起生活。这些病人的职业生涯也没有衰退；其中一部分病人甚至得到了令人满意的提升。这表明：通常对于青春型精神分裂有特别坏预后的看法，只有有限的适用性。相对好的结果肯定只是部分地，与精神分裂诊疗中更新的（药物）治疗可能性相关。其实，人们肯定可以得出这个结论：正如青春型精神分裂的开端经常有潜行的特征那样，它有缓解也是如此。"阵发"通常更平淡和旷日持久。因此，以不能让人满意的住院诊疗过程和出院诊断为指导的临床医生，很容易产生错觉。我们在旧案卷所设定预后的复查中发现，与妄想型精神分裂相对的，是对青春型精神分裂的判断在本质上经常是无效多于有效。

对于我们所寻找的东西（即塑造了前表达世界关系的精神

分裂性错乱），人们尤其可以根据潜行的青春型精神分裂来进行很好的研究，但绝不只是根据它来研究。在平缓的残余型精神分裂中，精神分裂性错乱有时差不多也专门地占据着主导地位。在妄想型和紧张型精神分裂中，精神分裂性错乱作为或多或少易逝的过渡现象，同样也是经常出现的。也许，没有一种精神分裂在任何时候都不值得重视。另外，精神分裂精神错乱是否只出现在精神分裂中，根据目前的研究基础还不能确定。这意味着，我们依据对精神错乱之现象学分析的疾病分类学（或完全的预后）意义，可以去怀疑：鲁梅克给予由他提出的早发体验的评价①，以及朗格菲尔德特（Gabriel Langfeldt）❶赋予（在他那里得到宽广理解的）"现实解体和人格解体症状"的评价。自卡尔鲍姆和克雷佩林以来精神治疗学传统所坚持的、精神病理学与疾病分类学的紧密结合，没有连贯地发挥这两个研究方向的优势。在怀特布莱希特（1957b）看来，"对于作为科学的精神病理学理念来说……，精神病理学对精神病学（Psychiatrie）的认识，能否作为诊断的辅助手段，只有次要的意义。"但这绝不自然而然地意味着：精神病理学能够放弃与临床经验的紧密联系。

对我们来说，重要的是在丰富的疾病过程中找出，在通常条件下被隐藏或遮蔽或只在感觉体验中可以把握的东西。因此，作为研究基础之材料的标准，不是数量上的丰富，而是纯粹质上的最优值。这项任务规定的结果是，在创生性最低值中，对

46

---

① 基于对老年精神分裂病人的经验，鲁梅克后来（1967）部分地修改了他的观点。
❶ 朗格菲尔德特（1895—1983），挪威精神病学家，曾于 1940—1965 年间担任奥斯陆大学教授。他的工作重点是精神分裂和法医学。——译者

自我阐释之最大值的追求（重叠症状的基础改变）。这种追求的实现条件是对最大限度地满足条件的、单一案例的聚焦。然而在案例的挑选中起作用的必须是临床经验的整体范围，而它所确保的不是任意的特殊情况（Sonderfall），而是这样的特例——即能够尽可能的、难得地、纯粹地表现作为大量临床症候群之基础共性的特例。

为了进行调查，我们要程式地概括出所有必须满足这种特例的条件：

1. 要找到一个非常显著地包含了我们所寻找的基本变异的案例。

2. 这个案例要最大可能地提供明细和正确的自我阐释。这个适用于研究的主观感觉经验范围内其他案例中的案例，必须能够被病人广泛地表达，从而使得我们通过现象学分析（似乎没有自身的帮助），推断出病人陈述中的本质结构要素。①

3. 这些陈述必须是可信的，即不受读者和听众影响，特别是不受精神病理来源的影响；另外，不受虚荣心（它向医生提供了最大可能的深刻想法或印象）影响，也不受医生利益影响。与歇斯底里病人相对的是，在精神分裂病人中的所有这些危险，不能过高地被估计，因为精神分裂病人一般来说不是很容易受影响；严格来说，健康人在易受影响性上通常表现出明显的欠缺。（然而，存在着例外情况。首先有这样的案例：在伪精神病理学的精神分裂和伪精神分裂的精神病理学之间的不同诊断，

47

---

① "现象学的解释必须使此在本身具有原初展现的可能性，并且让此在自己显现自己。在这种展现中，现象学解释只是为了把展现的现象学内容……提升为概念。"（Heidegger，1927，第140页）

会发生长期的摇摆；它们不同于上述案例。）

4. 在案例的挑选中，必须要考虑到日常全部的临床精神分裂经验，而在大量精神失常中作为清晰但非孤立的口气而听到的东西，应该在案例中有相当纯粹地体现。显然，人们不能要求完全找到"基本紊乱"。当人们找到"基本紊乱"时，在精神分裂中被观察到的本质变异的根本构成，就凸显出来了。

这是一种偏见，即在这种无约束力个案的问题框架中不能进行陈述。因此，根据个案的纯粹经验问题来进行概括，这是不科学的；而用量化的标准来衡量例证所涉的本质分析，这也是不科学的。

在纯粹经验视角下，一个特殊情况所表现出来的东西，通常可以把隐藏或遮蔽的规律性纯粹地直观化，这是精密的自然科学所熟悉的。因此，重力规律只能直接地在接近真空中的自由落体案例中看出来，正如它不会显现在我们的自然经验世界中，而是显现在特殊的尝试条件框架内。在精神病理学中，实验直到今天也只在个别限定的领域（药理精神病学）中是可能的。另外，我们依赖于自然本身向我们表现的特殊情况（普遍性就在其中直观化）。

在这种联系中，有两个"范例"概念是重要的，即斯特劳斯（1960，第191页）所区分的两个概念（对我们来说，重要的是两个）："我们把范例称为这样的案例——通常我们在分散病案中找到的症状，在这种案例中最大可能地完全现成在手和清楚表现。然而，在心理学分析中存在着另一种意义上的范例——它通过特殊的格式塔，使得我们可以从明显的症状中认识到被隐藏的现象基础；它允许我们……由特性进到本性。这种意义上的案例能否作为范例，在这上面决定了研究的效果。"

尽管如此，显然我们的目标不是停留在个案分析中。只要没有太大的文本超载，我们就可以补入其他病人的所有例子，以便强调：（同时进一步地排除生活史问题）不是为了把握个别的案例，而是为了阐释精神分裂或青春型精神分裂此在中的基本结构变异。但是在任务规定框架内不合理的，即不切实际的是：在这种确实很少的、自我阐释最佳值的形式中，不充分地使用庞大的病案。有些病案只是外在规模上的问题。因此，马图塞克（1963）也持相同看法，他说："考虑到共在（Miteinandersein）的紊乱，对在世界中存在的精神分裂变异的证明，就只能暂时地依照个案来实施，而个案的诊断对抽象规律性的未来表达来说，绝对是必要的。"

无论如何，在现象学的单独分析（Einzelanalyse）和对较大的、个体的、完全不再一目了然的病例的统计加工之间，存在着宽广的居间解决地带。胡勒曼（Hüllemann）（1965）对"新青春型精神分裂的青年期发展"的研究，表现了与上文在一些方面很接近，且在方法上以发展心理学为导向的尝试。然而，如果目标是对问题规定和范畴标准的分别，在当下的科学情境中争取不要过早地妥协解决，就是合适的。因此，我们从个案出发。下文分析的出发点就是一位青春型精神分裂病人的陈述。尽管我们不讨论生活史联系，然而为了让读者了解这个案例，必须要对病人的病史进行描述。

第五章　病史与探索

　　1964 年 10 月 14 日，20 岁的商店职员安妮·劳（Anne Rau，以下简称安妮）①在一次自杀尝试后，带着 70 片不需处方的安眠药来到我们的诊所。之前她已经住在弗赖堡大学诊所外科病房的麻醉科 5 天了（其中 4 天是无意识的），然后越过医学诊所而被转到我们这里。在这个时间点上，无法证实作为中毒后续表现的脑组织症状。她母亲提供的既往病史是这样的：

　　家中没有患精神病的人。父系一方的祖父酗酒，并且很早就去世了。父母双方之前生活在东德。父亲的工作是车间主任。母亲有较高的教育层次，在高级中学毕业考试后曾学过几学期的哲学，但由于经济困难而终止了。父母亲在 1941 年结婚。病人是三个孩子中的第二个。她的两个兄弟，在母亲说来是正常的。比她年长两岁的哥哥学习自然科学，比她小三岁的弟弟上了高级中学。对母亲来说，病人就像她的姐妹一样，并且热爱生活、优秀和聪明。后来，他的弟弟在书面的高级中学考试评分中"只"得到 1—2 分，而她觉得弟弟在口头考试中也许能补上分数。

———————

① 假名。

父亲在迁移到西德以后日渐疏远家庭，后来还与一位老年"处女"保持着亲密关系。婚姻只是出于顾惜成长中的孩子而维持着。现在他们已经分居了半年。离婚诉讼正在进行中。（婚姻不久以后就会在事实上解体。）

病人的既往病史是这样的：

安妮在婴儿时期由于暂时性幽门痉挛（Pylorospasmus）而住院进行（保守的）治疗。后来值得注意的是，她在2—3岁才开始学会跑步和说话。进一步的孩提发育是正常的。除了9岁时患过猩红热之后，她没有得过更严重的疾病。安妮从一开始就是一个稳重和安静的孩子；她不交朋友，并且在同龄人中几乎没有朋友。

首先是在后来的谈话中，她的母亲犹豫地透露了一个细节：整个家庭，尤其是安妮，都遭受着父亲的折磨。父亲至少一开始就折磨着她。在安妮两岁半时，她父亲曾用管形的棍子来矫正她吮拇指的行为。母亲本身只能为女儿提供很少的保护。父亲也不听母亲的。后来，最强烈地是在14岁到18岁间，但直到去年，安妮还是（习惯性地）咬指甲。值得注意的是母亲所说一切的独特事实性。

在母亲的陈述之后，孩子对"父亲的粗暴"作出了完全不同的反应：大儿子早就由于他的聪明而在同学中得到了令人注目的地位，并且避开了家庭的争吵（经常收到父母的邀请）。在三个孩子中，大儿子与父亲的关系也是最紧密的。与此相反的是，安妮的弟弟从一开始就对父亲有强烈的厌恶。只有安妮"有一定的愚笨和低能"。她也无法避免这样。父亲对她比对灰头土脸的流浪汉都坏，尽管父亲对两个儿子"还是有一些坏"。

安妮无法逃避，由于狭窄的居住环境不能逃避，而只能以睡觉的方式来忍受。尽管母亲用尽了所有的办法，安妮也只能得到一点保护。对安妮来说很清楚的是，她要尽快离开家。

正如母亲所描述的，安妮带着可怕的愤懑摔倒在学习上。她在学习上不能得到母亲的帮助，而且她总想解决所有的问题。她总是坐在她的"学习角"。尽管她没有兴趣，但她最后确实还是有了良好的和更确切的知识。直到三年级，她都能很好地跟上。首先是在四五年级，当数学变得更难时，她的成绩变得不理想了。因此母亲除了希望她在一年后还能留在学校里，就没别的目标了。另外，家庭关系也没有其他的选择了。

安妮已经过早地独立了，并且总是非常孤独，但她仍然是一个"好孩子"，"老实和单纯"。由于父亲几乎不出家庭开支的钱，母亲白天必须在商店工作，而不能适当地照料孩子。母亲曾经尝试树立一个孩子们没有得到的、良好的婚姻表象。但令人不快的家庭场景经常发生。

中学毕业后，安妮在本地上完了商业课程，并且表现出了很大的快乐和兴趣。当时这些还觉察不出来。从在家庭关系中的痛苦来看，安妮（对于职业学习）完全是满足的。除了职业以外，安妮没有培养特别的兴趣，很少阅读，只在 15 岁到 16 岁间临时地多读了点画报，以便通过这种方式和世界有一点联系。她可能总是已经感觉到自己不同于其他女孩子，有时也会抱怨，但通常完全是不引人注意的。

1962 年，安妮在结束学习后就职于 X 地，因为在那里她的哥哥同时开始大学学业了。当她从那回家时，她已经有些抱怨了，她还是必须"补做一切"，她还是一个"好孩子"，等等。事实上，51

她明显就像一个孩子一样，并且有时候会提出很奇怪的问题——然后就一再极力地尝试给予其他人以她完全没有得到的、同样的帮助和突出的"时髦"；然后她只是感觉到更多的挫折。安妮很想被承认，也很想被注意，并与他人结识，但她同时很焦虑。她总是反复抱怨，她没有一个让她感到安全的家："我最终想要有个家。"母亲事实上也不能给她一个家。当她在周末回家时，她说了她不能应对的"很多疑问和难题"。但是人们其实不能正确地靠近这些疑问。人们所有的话都完全是难以理解的。母亲认为，她的女儿就处于冲突之中，因为安妮不能以其天真和单纯在一般和普通的女孩中生活。有可能未被意识到的原因是安妮对友谊的需要，对此她不能给出具体的依据。她没有表现出在她这个年龄对青年人的兴趣。

1964 年年初，安妮的哥哥必须更换学习地点。安妮完全独自进行准备，并以很大的精力和技巧来为家庭在 Y 地寻找房屋。不久，母亲和她弟弟也过来了。出于孩子的压力，也出于她丈夫的压力，安妮母亲最终提出了离婚。

安妮搬到新的居住地点，并在一家化学工厂工作了四周。然后，她就无法承受了。在回家后，她不断地说她不能"像人一样地"工作，不能应对所有持续来到的问题。她缺乏一个"立足点"。在这个立足点上，人们就会成熟起来。

母亲在病人的压力下，辞去了工作。基于同样的考虑，她决定做一年的护理。安妮本应在开始时在一家医院做实习生。但是在两周后，她再次停工了；她不断地产生怀疑并且不能正常说话。人们只是一再听到她说，她"不能作为完全的人而工作"。她无法说出具体的困难是什么。安妮本身的意思是：如果她有家里的支持，在家里工作，那困难会过去的。然而，劳动局推荐了儿童之家。在抗议后，她说，这对她没有用。她应该在十月初开始上班。就在这之前，让家庭感到完全意外的是，她尝试了自杀。前一天晚上，她都不太引人注意。家庭甚至进行了聚会。然后母亲与她一起去了市区。在最近的上午，安妮熨烫了她的衣服，并且做了一切去儿童之家的准备。早上她的两个兄弟来到厨房，想从她那里拿一杯咖啡。她拒绝然后就离开了。晚上，2—3小时以后，她被发现在密闭的卧室中失去了意识，然后立即被送进了医院。 ⁵²

　　母亲回忆道，她的女儿最后还在尝试补上她内在的发展。之前安妮总是受到家庭紧张的折磨，而在正常的家庭生活后她可以感受到自己。"有时候，在一切都好时，她可以轻松地叹口气，因为这可以让她休息一下。在这种情况下，她垮掉了。"对她来说，母亲是特别有力的"修养"形象，而一般道德是特别讨厌和少许灵活的。在她身上，同时具有过度保护的关怀和防御各种现实理解的事实性。进一步地来看，她不是如人们所勾画和期待地那么异常。

第一节　主观病史

　　病人本身的经验是：她出生在东德。在她一岁前，她的父母必须躲避到西德。他们在逃难中应该没有发生意外。他们首先在一个地方集合然后前往下萨克森州。他们停留在下萨克森州，直到父亲在南德找到一份工作。从病人童年时期凸显出来的只是少量回忆片段。

我们很难经验到病人家庭关系中的细节。对于与父亲的关系，安妮只是说："照我说，这听起来就像暴民。究竟是怎么回事，我根本搞不懂。"她不能根据母亲的陈述，回忆起在她儿童时期从父亲那里受到的打击。但她就是不太喜欢父亲。即使在父亲温柔地对待她时，她也是抗拒的。因此，父亲自然地就让她感到不快。母亲一开始向她说父亲所有不好的地方。

安妮上了地区公立小学，后来是高级中学，直到中学毕业，最后是商业学校。在公立小学里，她过得很艰难，还偷了糖果和钱。老师曾对她母亲说，她的性格不好，因为当其他孩子受惩罚时，她会幸灾乐祸。她还打自己所喜欢的玩具娃娃。她总是一个不合群的人，没有朋友。她喜欢学习。在学校里，她非常的勤奋，熟记很多东西，以便引起老师的兴趣和注意。人们在背后叫她"移动字典"。一年后，由于家庭关系，她离开了学校。然后"在商业学校里，我就跟不上大家了。"她的意思是，老师本该注意到她不太对劲。实际上，她甚至经常被表扬："如果人们可以回答所有问题并且还通人情，那么这就是一种侮辱。"

安妮较少经验到性的发展。第一次生理期（如母亲所说的）在 12 岁时准时出现了。之前她的母亲已经对她进行了解释。她没有参与同年级同学对这件事的讨论。她与同学的交往非常差。这里首先要问的是：人们在什么时候变得更成熟了，在什么时候不再持续地失败。她总是必须鼓起所有的力量去与他人打交道。她根本不敢想参加舞会或类似的活动。她总是有这样的感觉：她首先必须适当地成熟起来。

另外，她的学徒时期过得还可以。学徒的学习期本身就是寻开心的。毕业证书也不坏。由于父亲离开了家，她在 X 地工作；在那里，她与她的刚刚开始学习的哥哥住在一起。在夜校里，她学习英语和法语。她甚至是完全是孤独的。尽管她与她的哥哥是朋友，但她没有其他好朋友。她经常有回家的渴望，但在另一方面，她也有依恋母亲的情感。根据她的描述，母亲渐渐较少地如过去那样容忍她了。母亲对她来说完全是难以理解的，以至于她后来在诊所中自发地说："让我伤心的是，母亲想得不一样"。为了与对母亲的关系相区别，她说对于她与父亲的关系，她没有想法。

当她的哥哥必须更换学习地点时，她负责在 Y 地为家庭寻找房子。根据她的描述，她不仅用了额外的精力和技巧，而且用了她最后的力量。在这时候，她的父母启动了离婚程序："在我的兄弟还没有懂事时，我的母亲没有下离婚的决心。婚姻已经结束了。时候已经到了，最困难的是把离婚办好。"对于离婚是否让她伤心的问题，她不慌不忙地哈哈一笑："没有，一点都没有，离婚完全不让我难受。"

在母亲和她的弟弟随后到来以后，她们四个人一起住在新房子里。一开始，父亲还偶然来到，并引起骚动。母亲再次进到商店工作。安妮在一家更大的公司找到了工作。但她在那里一点都不快乐。工作还是开心的，但"做人是如此的难。"她坚持不下去。另外，她经常如此特别地注视和觉察到：她有些不对劲。因为她有这样的想法：她必须弥补她完全的精神发展。其实她还是一个孩子。"在这份工作上，在这个位置上，我不是任何人……我必须成为一个完全的人。"最终她也不能掌控这份纯粹实践的工作，因此她必须离职。在那之后，她得到了她所期待的照顾，而为了有点事情做，她开始在医院里做实习生。但是她完全不能熟悉工作。这份工作与之前的工作又是一样的：必须持续地思考。这种想法和问题不断地伴随着她。

她丧失了自然自明性（Selbstverständlichkeit）。她完全不能像"他人那样"去感受。她不能像成年人那样去解决问题。她突然有了很多如此不自然、如此可笑的想法。她完全不再能理解，且根本失灵了。她怀疑一切，也怀疑上帝，"没有关系"，"没有立足点"，没有信任，与母亲也不联系；当她在街上遇到一群人时，会产生可笑的情感："我知道：他们看到我、注意到我有这个问题。这是很自然的，因此人们就是这么看的！"她也经常会对母亲产生可笑的情感："母亲有时就是我的眼睛。我只是不能理解她。"几个月前，情况就已经如此糟糕了。她由于"心灵的衰退"而被诊断为患病三个星期了。自夏天以来，她总是在想自杀。她手上已经拿了一把刀，但她又是胆小的。她决心用服安眠药的办法来自杀。（什么时候呢？）"啊呀，我以前相信是白天，可能我也不知道。""一天早上，她来到镇上，首先是没有目的的，然后她在不同的药房买了一共70片不需处方的安眠药片。中午她把这些药片放在一起。然后，她突然累了，就睡着了。"

病人的这些意见，首先是非常贫乏的。她说，她可能没有立即重复尝试，但死对她来说"其实是如此的可爱"。不久以后，她再次很想自杀。进一步的自杀尝试被及时挫败了。然而，在此基础上的护理关怀是异常困难的。精神科的护理会导致可怕的循环：固执的自杀倾向（因此必然有更严格的监控和限制），具有更高自杀危险之情况的进一步恶化。

第二节　调查诊断

躯体（包括神经生理）检查表明，这位 20 岁的、又矮又壮的女子没有发生病变。

在精神方面，人们首先可以根据外在习惯，估计到来自东部地区的简单、性情化的女性类型。这种印象是会骗人的。在这种相当机械的、不引人注目的外在表现之后，隐藏着一种敏感、特别脆弱的心灵结构。这种结构有着明显的部分延迟。令人惊讶的是，病人不是在躯体方面，也不是在智力方面，而是在心灵发展和自我－展开上，没有成熟起来。她的情绪就像 11—12 岁的人，而她对生命－感情运用的需要，部分地相当于小孩子。按照她完全的作风，她在她的环境中要求得到过度的照顾，然而同样从一开始就没有得到。她所有的帮助需求，一方面是苛刻和狂妄的，另一方面是难以达到的（这时没有产生安排的印象）。占据统治地位的其实是自闭的自我关联性（Selbstbezogenheit）和无保护开放性的共存或并立、最外在的自我封闭性和无遮挡泄露的共存或并立，而这种共存或并立的突出特点就是其矛盾性。如果人们不说这是倒退，那么也可以说是巨大的发展延迟，因此不存在歇斯底里性幼稚行为的示范特征（在没有更多的病人认识的情况下，一些书面陈述会考虑到这些特征）。

在感情上，安妮极为脆弱和失调。尽管没有观察到持续抑郁的基本情绪，但她总是一再地发生中断、"不充分地"活动、突然地陷入格外绝望的糟糕情绪。诱因总是最平淡的那种：任意地面对任何日常的琐碎事情（日常生活的自明性就直接根植于其中）。她指控的不是这些事件本身，而仅仅是在这些事件上反复地会意识到"紊乱"。在其中，使人惊讶的总是一种爽朗的、少女般的、经久不息的大笑，而且她认为一切都是可笑的。只是尖锐或顽固的口气预示了同样的防御特征。另外，在这种笑声里人们基于不完全缺乏的热情，起初仍然可以怀疑：人们是否应该把它当作"青春型精神分裂"。然而，这种"热情"不能坚持到底；她总是频繁地爆发突然降临的冷漠和同样的空虚。

由突然出现的自杀冲动和侵略激动（打碎任意东西）来看，安妮在原动力上显得行动迟缓，还有些轻微的停滞。

56　　　在谈话中，她陷入了无尽的独白。一个多月以来，她在累人的冗长性和独白中总是反复提出同样的抱怨和问题，而她首先只是说出很少成功组合的句子。在她自己说到不能理解母亲和所有其他人以及基础的"失败"时，她首先抱怨了"自然自明性的失落"。显然，我们要尽可能准确地把握她的状态，以便让她自己和医生能够理解，这是一种持续更新的绝望努力。

她不断地要去回答"问题"，就像成人、像她的紊乱类型那样，像人们用完全习惯的概念和微小的日常生活自明性来应付的那样。这时，她通常陷入到抽象一般中。她抵制每种根据她的具体生活史情境来回答问题的努力。她看到了她的问题，而生活史冲突和基础的紊乱存在（不只对于她本身，而且是对于观察者来说）就以特有的方式瓦解了。

纯粹地从形式上来看，她经常只是结结巴巴地绕着说，部分是重复的，部分是不连贯的、漫不经心的。在特定主题上，她不能说出完整的句子。她的思路也经常中断。她自己抱怨到思想的中断，以及当时总是突然"一切都没有了"。与此相反的是，真正的思想历程是难以探索的。新词会零星地出现。无例外地是矫揉造作的、过度重读的、标准德语的说话方式。引人注意的甚至还有做作的特点。

明确精神病性的体验质与内容，首先还没有出现。病人一开始只是隐隐约约地有令人痛苦的思想压力，而她对于她所指的东西，没有准确的说明。当她就此被提问时，她总是结结巴巴的。当她可以与她的这种变了样的体验方式保持距离，并且可以详细叙述这种体验方式时，这首先已经是非常后面的事了。在大白天清醒时，她说到了"梦"或"幻觉"。然而，真正的梦或幻觉并不存在。她总是一再发出这个评论："人们可以简单地把它描述为幻觉。它是如此地自然！（内容吗？）""例如，我在其他地方经验到的反应……它没有手和脚……如果完全的非理性！""这些思想是被强加给我的东西。因此一切都是无力的。"因为这些思想被体验为受到任意某人强加的东西，或者由于催眠感以及诸如此类的东西，所以它们没有内容。引人注目的是，在这个主题所涉及的东西中，有一种甚至还不受注意的、在做鬼脸时形成的侧脸表情和激动，因此就无须怀疑这种体验的危险性了。这种危险性显然不在内容上（她一再强调内容的平庸性），而在显现的类型上，即经验发生的形式特征上。在这上面，就人们能够理解而言，涉及他人的表达或反应方式，甚或整个场景的片段（她内在地感到被强迫）。我们在下文会回到这种强迫与纯粹强迫症状的区别。

成绩测验（不是计算和一般知识，而是外貌表达测试）以及符号理解和"共感"①测试，即父亲和儿子画像指示，明确地表明了众所周知、胡言乱语等诸如此类的东西，其中部分甚至是纯粹的拒绝。与此相对的是，原发性的离题几乎没有出现。

首先是在非常后面的时间点上，尽管此时症状在质上几乎没有变化，但在强度上有根本的减退，而测试心理学研究就可以进行了。②

在成人的汉堡－韦氏－智力测试（Hamburg-Wechsler-Intelligenztest）中，安妮的总体 IQ 得分是 103；在部分 IQ 上，口头任务得分是 107，而实践任务得分是 98。与此相应的是按照年龄的平均精神执行能力（Leistungsfähigkeit）。然而人们产生了这样的印象，即测试结果不符合病人的真实才能。由于情境反应能力、调整能力以及感情中立能力的缺乏，以及由此导致的迟缓，执行层次受到了显著的损害。在一个个子任务的比较中，引人注意的只是在图画填充中特别差的结果。

在罗夏测试（Rorschach-Test）❶中，清晰意识降低了。尽管病人纯粹口头地坚持"这可以……是"（通常不说："这是"），

---

① 与通常对于表达和符号理解的临床测试一起进行的是"共感"测试，因此它需要详细的基础（参见 Blankenburg, 1969）。首先必须探讨的是这些能力之间的内在联系。在对（超越）想象和判断能力的现象学探讨框架中，我们再次遇到了这个问题。在今天的测验程序中，人们非常普遍地认为对可靠性的精准确定比准确的分析有更大的价值。迄今为止的临床检测，仍然缺乏可靠性和准确分析这两个方面。

② 下述心理学测验要感谢心理学硕士弗里德里希（M. Friedrich）的支持。

❶ 罗夏测验是由瑞士精神病学家罗夏（Hermann Rorschach）创立的，因利用墨渍图版而又被称为墨渍图测验。它通过向被试者呈现标准化的由墨渍偶然形成的模样刺激图版，让被试自由地看并说出由此所联想到的东西，然后将这些反应用符号进行分类记录，加以分析，进而对被试人格的各种特征进行诊断。（http://baike.baidu.com/link?url=isezH3ZiGPxxpLRSX-qEgowQA9m02lg78_KKs3tUhaP56SMzi6IrGGj9dWONpjlG_-NnqBJD-M5LcLM6nkOB-_.）——译者

但她迷失在面前的图画中，以至于当人们问她：这一切是什么时，她就好像是从梦中惊醒过来一样。她深深地叹了一口气，然后突然把插图放到一边，几乎不能从被观看的东西中释放出来。令人惊讶的是，她的回答获得了超出平均水平的高分115。当然，这里要考虑到明显的坚持倾向。值得注意的是非典型的复杂答案。就诊断而言，罗夏测试通常是不可靠的。罗夏测试是否能够在更早的时间点上就提供更明确的提示，我们必须暂时放在一边。

总而言之，人们可以说：临床观察、探索和心理诊断一致 58 给出了这样的图景——病人持续地体验到她不能胜任的情境。总体上，她所面临的是非常刺激和苛求的东西，而她根本不能承受，因此就好像每个不期而遇的事件，都对她的人格构造的整合造成了破坏。给人深刻印象并且通过最平凡的事（而且正是通过它们）体现出来的是，所有生活和人格领域中具有强迫感的监督，以及作为对持续苛求之反应的、假面具似的死板。

在心理动力学上，人们在所有生活实践对立可能性的缩减中（尽管有良好的精神执行能力和想象力），以及在向世界的表面及非个体的相互关系上的整个体验领域的约束中，可以看到针对变化的、不可操控的体验内容的主防御机制。因此所有生活关联（Lebensbezüge）的广泛衰退图景（反思的自我关联是例外），就是这种动态状况的结果。然而，与此相关的是解释，而不是简单的诊断。

第三节　探索与进一步的过程

在我们开始讨论诊断、精神病理学和临床问题之前，我们要发布来自于探索和交谈的一些独特的摘录。这些摘录的部分被录在磁带上，其余部分被尽可能地书写下来。下述复述是对很多材料的剪裁。在这里，为了暂时的阅读需要，我们对这些材料进行了整体的编排。选择不是任意的；另外，为了使读者获得正确的印象，这些摘录可以是更加广泛的。这里的编排侧重独特的病人。病人的陈述不只是偶尔的表达，而且还在无数变化中被重复。更广泛的材料，会在现象学分析的框架中提供和处理。

先讲一些注意事项：

1. 在阅读中可能首先让人感觉到像精神病或饶舌废话的一些东西，被充分地自然化，并且被完全直接地表达出来。在病人这里，任意精神病理认识都没有被作为前提。在这方面，有益于被告知东西之可靠性的东西，没有一切预备性知识。人们经常会产生这样的印象：好像不是病人在说她的状态变化，而是在结结巴巴地找词。另外，韦尔希在 1940 年面对原则上相似类型的病人，报道他们陈述之可用性的工作，也都是这样的。

2. 读者会有这样的怀疑，好像陈述是有意或无意地受到了作者兴趣的影响。实际不是这样的。在作者第一次见到安妮之前，她就已经自发地、详细地说到了自然自明性的失落。[①] 这个主题贯穿始终；而且自然自明性的失落只是在与安妮的长时间交谈

59

[①] 在这里，我要感谢安妮的首诊医生茨雪格（B. Zschaege）博士的支持；他的记录也得到了使用。

过程中，得到了显著的辨析和深化。另外，要注意病人在感应性（Suggestibilität）上的暂时欠缺。

3. 对下述陈述的阅读，不能产生对这些陈述所表达东西的正确印象。这些陈述的特点首先总是句子的中断和无限的、使人疲乏的、句子片段重复（它们经常到处地反复出现）。首先，在一个个单词之间经常是非常长的停顿，不能充分地标明出来。安妮说话方式的特点是：不间断地有很多没有被说出来的东西存在。这些没有被说出来的东西，要通过她的表情和姿势来认识。首先，人们在这些记录中发现：非常细腻的强调可以表达交际语言的意义，尤其是当这些强调像这里一样接近不可表达的边界时。

在总体上要认清的是，下述文本在忠实于安妮所说的情况下，只是对她实际所说的抽象。读者必须从字里行间（经常是从一个个词之间）揣摩出正确的意思。

"我到底缺了什么呢？如此细微的东西，如此奇怪的东西，如此重要的东西，而且没有它，人就无法生活。在家里和母亲在一起时，我不能合乎人情地待着。我醒不过来。我仅仅是在那，仅仅是听着，但不能在那里存在。我需要指导（因为我们不明白，我甚至不能……例如关于家庭、关于女性的指导），指导的关系，没有一切人工的东西……现在我必须总是看到：我没有丢失一切……此在是这样的信任（显然她可以信任母亲或一个人），而它可以鼓舞我接受……我也必须通过信任而变得更有担当和尽责。我只是发现：我还是需要支持。我在最简单的日常事务上需要支持。像孩子一样，还是不能……，在信念上是幼小的。靠自己是不行的。""我缺失的就是自然自明性。"她有时也说到"情感性的自明性"。

（她以下的理解是什么呢？）"每个人在行事时都必须知道，都有一种轨道，一种思考方式。他所遵循的活动、他的人性、他的社会性、所有的游戏规则：我直到现在都不能清晰地知道它们。我丧失了基础。因为基础没有了，所以一切都以其他东西为依靠……""我同样丧失了我在与他人交流时如此自明、如此自明地知道的东西……因此我不能知道。对我来说，那是非常地陌生。如此地陌生——我不知道……当他人如此行事时，并且当每个人在根本上不知怎么样就做到时：他们如此地思考、如此地去行事、如此地表现。一个孩子——人们能够办成某事，这不简单啊：没有关系。我的意思是：那就是这样的情感——例如，与他人结合的情感，人们为了合乎人情地成为一个人所需要的情感。也是同样的思考方式，简单的东西，最简单的东西。每个人都知道。每个人都能一再如其所是地重复它们，就像在父母亲家里一样。因此，每个人都能按部就班。这一切都离开了我。在我这里不是这样的。这就是困难所在。……生活是简单的，正确的生活运行是简单的，而人们不是在社会之外的，不是被排除之外的。"

（被排除在外了吗？）"……显然我被排除在外，因此我就坚持不下去。然后我就去自杀……我都向母亲说了。仅仅是这样，因为我坚持不下去，因为母亲在道德上是如此严厉，并且爱着我。我已经去掉了一些东西，如善与恶。我不知道……"（她不知道什么善与恶吗？）"确实，确实。我已经去掉了一些东西。但这还不够。丢了什么？是什么呢，我说不出来，我无法用语言来表达那真正丢失的东西。我说不出来，我感觉是这样的……我不知道——正如我应该说，我是如此沮丧和软弱。我不能正确地做事。我不知道，它真的就总是同样的东西。我不知道，正如我应该这么说。简单地说来……简单地……我不知道，不知道，就是如此……每个孩子都知道！人们确实是如此自明地知道。我完全不能正确地说出来。我感觉是这样的……我不知道——从感觉上来说，我不知道。我送回了一切……，大概吧。人们只是需要。人们只是需要家和父母的指导。要么父母必须是正确的榜样，要么人们必须阐明事情，自己找到正确的道路并且还是理智的——我不能这样，我整个是不理智的。我现在第一次注意到了这点。

您看吧，这是多难啊：我来到诊所，并且每天我都必须像他人那样（像人们那样），从事简单的事情（正如现在这个房间里所做的）。总是如此令人沮丧，像一个孩子一样——这不是正常的状态。心病了——或是什么呢？

对我来说，一切都是新的，对我来说完全是新的。完全一样地在店里。正如人们如此表现，如此恰当地生活着！这不是知道。人们不是简单地看和理解。大概，人们必须首先通过父母（大概是父母，人们必须首先依靠父母）建立与他人的联系，人们所理解的东西。但这不意味着：人们不能超越父母。简单的东西，一个人为了能够活着而简单地需要……"

（从前吗？）"从前，因为我是一个孩子。因为我会做简单的事。因为我简单地学到，然后我就简单地作为一个孩子而行事；因为这不完全不引人注目。但是现在……""当现在我不再是一个孩子时，我完全不能做事。我甚至丢失了我所拥有的少数概念，并且犯法了……"

61

"现在当我们要一起完成一件工作时，我不能长时间坚持；我无法完成工作。例如刷洗：困难在于（对我来说，这里真正的困难在于），正如我应该说的，我不能用自明性去做事：自明性不知怎么地疏远了我。我必须强迫自己。这时，我的内心精疲力尽。这对我是如此吃力。因此，我不能刷洗。每样工作都是如此。例如，当早上医生来探视时，当我绣花时：我只是执行工作。就只是这样的事情，而我完全不能着手。当我身体没力气时，没力气时，我就消沉了。因此我不能做事。"（在绣花时的一个绣花吗？）"是的，离开的就是某种表面的自明性。甚至，仅仅是没有了，我该怎么说呢？简直是一个孩子正当需要的东西，一个人正当需要的东西。"

"请让我离开这里吧！我已经完全醒了！在工作治疗中：我不能自明地工作。这是一种折磨！"最好的情况是这样的，她整天都和母亲在一起，并且晚上也和母亲一起睡。她仅仅是需要只为了她而在的父母或养父母。"确实更重要的是：我有生活能力并且没有忍饥挨饿。"

这里不说精神疗法问题。安妮需要长时间和高强度的帮助，但这种帮助在真正的过程中、在实质上似乎耗尽了（即超越了理性的解释）。数月以来她都很想自杀。她对自然自明性失落的抱怨，十分明显。

延续很多星期的、不同种类的胰岛素疗法、精神病药物（也包括情感松弛药物），对病程没有持久的作用。在电休克系列后，自杀倾向消失了很多星期，并且（除了有类似特征的休克兴奋以外）自杀倾向进入了典型的青春型精神分裂性的、荒唐的孕育状态（后来又总是一再爆发）。

在进一步的过程中，变异首先是较少的，但毕竟还是如此地多，以至于思维紊乱以及稍纵即逝的、非常严重的自杀危险逐步回到激烈地摇摆中。病人在陈述中和过去一样（在减轻的程度上），抱怨道：她还是"悬挂在"（hängen）自明的疑问和问题上，而健康人轻易地略过了它们：例如，为什么人们要这样或那样做，而不是其他的做法。她能够说出所有母亲重申的事情。但是母亲现在所说的，真地无法帮助她了；除非，母亲以准确的原文和声调来说，就像把她当作小孩子来看一样。

"我确实知道，我必须怎么做；这对我没有用。但是当我回忆以前是怎么样的，以前是怎么说的时候，我会感到满足……我直到现在都不能放松。现在，当我再次回忆一些事情时，我能够平静下来。"

这同样不是人们可以根据理性来回答的问题，而是每个人都知道、只有她不知道的、"非常简单的事情"。"我必须依赖某个我接受的人，才能做的简单事情（例如：人们如何道谢、刷洗等）我必须我可以接受的人。"但也不是这些事，而是更加简单的事。病人列举的所有事情，对她来说显然是不简单的，而且基本不足以描述她所失落的东西。类似地，她使用了简单的概念："情况是这样的，如果我无法理解，我就应该更多地参加谈话。为了与其他人进行联系，我必须知道、理解某些事情。在我与他人意见不一致时，我甚至感到丢脸。我完全不需要知道一切，我只需要理解基本的东西。"

安妮用可能和不可能的问题来抱怨她的母亲。例如，哪个衣服材质好呢？在哪个场合穿哪个衣服呢，为什么呢？她不满足于只是问一次这样的问题，而总是要求反复得到新的解释。

在她的状态已经大体改善以至可以自由地散步的时候，她沿着商店的陈列橱窗走着并试穿着，经过很长的时间后说：这个布料适合我，那个不适合我；这件衣服适合在某个时候穿，不适合其他时候，等等。看得出这时她不再是"如此被截断"，而是"恰当地展开"，并且感到了"轻松"，高兴和"如此的安详"。"然后在回去的路上，一切又突然消失了。因此我完全没有基础了。"结果就是新的怀疑。

在 1965 年 10 月 8 日，她报告说："现在，熟悉感没有了，有的是新的东西。但有可能只是过去的事，我不知道：在他人面前，我总是感到紧张。我总是会疏忽。我得不出观点……因此我无法平静。就是这样一种感觉：好像我总是缺失了一些东西。（和以前一样）现在没有我不能回答的问题，但是我本人无法平静，所以我没有立足点。我不能信任自己，面对事情时我没有紧实的立足点。在编织工作中——这确实只是一方面，因为我也做了。他人所拥有的平衡（因为他人也在场，而且也在成长，所以可以平静下来，并能坚持和达到），我却没有。我总是有一种感觉：我错过了什么。一切都是如此开放。我完全不能胜任事情。"（事情被放弃了吗？）"确实，和他人很不一样。因此事情无法安排下去。我无法做事。"

"每个人都必须知道，他的边界在哪里，以便得到满足和安宁。"（你感觉不到你的边界吗？）"不！因此，我总是对自己在做的事感到紧张，并且只能一起做着。做陶器……也有朋友，很多朋友。但是他人确实重要得多：人们可以依靠他人的判断并得到安宁！边界在于：这确实就是成年人……我做事总是依靠他人，但我不能抗拒他人——我不能信任自己的判断。

我自己的判断无法满足我。我关于世界的图景（正如世界是如此这般的运行），不能简单地给予我。因为人们确实真的更平静。一切都从我手中脱落了，这真是可笑。"

　　在有一阵子的改善以及住院治疗没有进一步的好转以后，病人在 1965 年圣诞节出院了。此后，她作为日诊病人接受我们的工作治疗若干月之久，直到她可以在治疗条件下在家中从事半天活动。让病人处于治疗条件下是因为：她的执行能力首先发生了显著的损伤，并且几乎不能达到最低的要求。她不只是在所有用手进行的帮忙和工作中特别缓慢，而且令人惊讶的是她反复出现最大的失误。她的状态还有相当大的摇摆，当然类似的改善也不能忽视。

　　在 1966 年 4 月 20 日："现在我再次感到如此的痛苦……有如此多的问题……我想觉察出准确的边界……我想能像一个健康人那样凭着感觉去看，并且可以搁置。这是如此重要！（怀疑：）当人们不知道时，这推翻了正确的东西，正如人们对人的判断那样，正如人们确证了一件事并且搁置它一样，等等。我不能以这种方式来处理事情。"（她实际上也真的不能。根据母亲的描述，发病之前，她可以轻松完成的家政工作，现在完成不了，发生错误或只能非常缓慢地做。她不只是极端地不确定食物的调味，而且经常忽略调味，从而吃下过多的盐或糖，或者以任意其他方式吃下不能食用的东西。）

　　"现在真的只是这样，我觉得难受。开始，在开始时，如此难受，我总是提出问题；例如，什么是年纪等，以及所有这些我必须思考的概念。这很让人难受。因为我缺少对于确定概念的简单感……我缺少的是对于事物的感觉，例如：疾病、痛

64

苦和日常的概念。"（但绝不只是压抑，而且完全是"如此出现的所有概念"。）"这些概念首先让我难受，直到我弄清了它们……"

"当抑制如此强时，我就没有这些痛苦。"（真正的肉体痛苦？或精神痛苦？）病人非常犹豫和不确定地说："大概更多地是精神痛苦"，但这时她显然很难区分这个或那个痛苦。

"当这些痛苦来到时，在很长时间里我都无法释然并改变。例如在公司里：我就是觉得可笑。确实就是这么压抑，听不下去。我听到说话。只是我的内心不能改变。"

对于被挑起的问题——她是否没有过度地反思自己："它没有了！我的意思是，每个人都需要它。没有它，人们都根本活不下去，或者无法与他人相联系。我已经热爱和喜欢某人。但是它还是没有了。"

很快她又说："我差不多感觉挺好的。但确实不完全是这样的，一切还是那么地陌生。我想如其所是地去看待事情。人们就是这样而获得精神上的确定性的。我没有精神上的确定性，因为我不能达到我所看、所思、所听的东西。简直不够用！"（可能他人也达不到；他人只是不问吧？）"确实（非常生动的），因此我总有这样的感觉：我不能理解，因为总是存在很多问题——总是有那么多问题。"（可能是一种错误的感觉吧？）"确实，这可能是一种错觉。但是问题还是存在。同样地，一切都没有解决，而且这些问题纠缠着我。我同样不认为它们有多简单的……他人只看到了正确的问题、自然的问题。这些问题没有如此亲身地触动他们。因此他人更为镇静和自然。"

（她是否不能停止这些苦思冥想呢？）"我不能让自己停止思考……正如您所说的，我总是必须进行判断，这是自动发生的，当这种感觉没有时，我不知怎么地就必须间接地做"（顽固地笑了）；她用"间接地"表示：她尝试用有意识的思考，去弥补她所缺失的东西。"我艰难和悲惨地转向其他方式，但还是发生了一种非常强调自然抑制的紊乱……只是如此这般的虚弱。因为他人没有这种虚弱，所以他人没有发生紊乱。因此我感到如此难以若无其事。所以我无法不信任理性缘由。"

接下来："今天我又有了正确的感觉。当我到这里来时，我真的很快乐，就好像站到高处一样。但我还是有一些情绪紊乱。我尝试不要这么多地关注自己。但是我确实没有兴致……我清楚自己在家庭等中的共同价值。但是我不知道（我应该怎么说这一切东西），我大概可以怎么应对他人和这种缺损。"

关于进一步的进程，我们这里必须局限于简述。没有发生值得注意的症状改变。从单个的重点转移来看，状态图景保持着质的不变。客观紊乱的规模和主观痛苦的程度所涉及的东西，首先有超过 3 年时间的缓慢及轻微的改善，当然总是反复被或多或少的长期复发所打断。药物和躯体（ES 和胰岛素）治疗，没有持久的疗效。心理教育的努力有一定的作用。公开的心理治疗尝试受到病人强烈的抗拒（表现为迅速提升的自杀倾向），因而不得不被立刻停止，并退回到替换性的对话疗法和社会精神病措施。遗憾的是，家庭治疗无法进行。病人一年后从住院变为日诊治疗（本质上是劳作疗法），后来在减轻的条件下接受家庭护理。在长时间逐渐的、总是断续的改善后，在 1967 年年末，她又发生了明显的恶化。在与时俱增的信念（根本的改变还是没有出现）中，与治疗的情境性交替相一致的是：自杀倾向再次占据优势。1968年初，安妮（再度像在第一次自杀尝试中那样，直接由于对新地点的筹划）在无人看护中死去。

第六章　论精神病理学和疾病分类学

在我们进入现象学问题之前（这是本书的主要兴趣），必
须如上文一样阐明症候群的疾病分类学状况。

这里要先讲一些有关精神分裂诊断当前状态的一般评论。
当对于精神分裂的鉴别诊断困难出现时，总有会有这样的问
题：这些鉴别诊断困难在何种程度上，源于实际上对个别情况
（在检查之前疾病的发展情况或进一步的过程）事实认识的缺
乏，或者说这些鉴别诊断困难在何种程度上，会成为无可阐明
的负担（它们涉及对我们称之为精神分裂的东西的概念规定和
划分）。这与包含了两个未知因素的方程式有关：一方面，已
经存在的事实状态是未知的；另一方面，明确的（通常有约束
力的、以事实为基础的）精神分裂概念是未知的。在个别情况
中，由于偶然和有些不可逾越的情况，诊断是不确定的。这在
其他医学领域中同样会发生，所以没有根本上的意义。然而，
第二个未知因素有更基本的本质。它涉及：我们总是不知道我
们是否把一些东西已经或应该描述为精神分裂，因为"精神分
裂"的概念还不明晰。存在着这样的模棱两可情况：在这些情
况中，"精神分裂"的诊断没有揭示病人，而是揭示了精神病

科医生诊断的专业方向。面对这些模棱两可的情况，只是太容易的自我欺骗，就在"病人有还是没有精神分裂"的问题中出现，而这只是取决于事实的不清晰性，而不是概念的不清晰性（为什么怀疑或意见分歧会出现）。我们今天仍然较少知道：精神分裂到底能否作为一种在症状和病因上有固定界限的疾病。众所周知的是，欧根·布劳勒已经提出过这样的怀疑。当他强调精神分裂的"群组"时，显然他表达的不是很大程度上非常肯定的信念，而是这样的担忧：明晰性的假设在没有进一步阐明的情况下会变成缄默的假设。今天我们也处于比欧根·布劳勒广泛地多的个别情况中，因此我们确实没有涉及这个问题的基础。

在世界上大多数的诊所中，慢性精神病的特定核心群组被明确地视为精神分裂。但除此以外不能忘记的是：存在着宽广的边缘地带（在其中居于统治地位的是诊断的显著分歧）；这些分歧的最终基础不是单个精神病科医生的成见，而是事实的多维度性。

正如读者首先可能也会做的那样，在安妮住院的第一天，（医生）就只是在滞后的人格发展框架内，考虑了极为异常的体验反应。一切都表现为神经机能症的成熟危机。但是马上就导致精神分裂假设的东西，首先是在突然的、经常不足的情绪性（Affektivität）、行为的不可测性和轻度的不自然性之外，显著的思维紊乱和已经发生了一些时间的、沉重的执行挫败（Leistungsknick）。进一步的过程观察表明：与这种执行挫败同时出现的还有总体人格发展上的挫败（它不是年轻女性成长中、在正常心理上可处理的危机）。

因此人们一开始确实认为，思维紊乱所涉及的东西、只能用语言结结巴巴地说出的东西、病人想要表达的东西（自然自明性的失落），实际上无法用语言和概念来表达。（作为交流语言的语言，不可能表达它以之为基础的、前表达、离言的理解和领会。）紊乱的确还是加深了。自然自明性的失落不仅规定了病人表象生活的内容，而且事先直接规定了在语言的自然次序联系断裂中表达出来的形式执行。当源自合乎逻辑思虑的、更严重的原发性偏离还没有被观察到时，在探索过程中就总是会反复出现短暂的、离题的话（Danebenreden）（这些话使调查者在其第一刹那还几乎不为人注意的节奏变得"强烈"时，就产生了一种疏远听到的"演奏流"的感觉。）在人们正确地觉察到它之前，病人就重新开始了，并且再次进入逻辑的情境中。

安妮的思想或意象追求具有不易阐明的、用这些名称只能不准确地进行描述的特征。当谈话涉及这里时，安妮随着扮鬼脸而出现的、深度的震颤状态（Betroffenheit）清晰地表明：这里存在着一种无法充分语言化的精神病性症状核心。病人只是反复强调无法给出具体的描述；如"被排除了"、"完全的非理性"、"不习惯"、"可笑的"所指的东西，不同于其特性相对可描述的其他正常精神生活的体验或强迫意象。她感觉到被强迫进行类似于自我实践的模仿（不是外在可见的，而只是内在完成的）；对他人反应和行为方式的模仿。远离自我源头的人际性交往行为的断裂层面发生了独立。探索清晰地表明：她不只是感受到强迫，而且感受到她的我所自发性。人们必须把她所经验到的所有东西，列入早期自我紊乱的范围。①

除了感受性、原动力（隔离、紧张状态、攻击及自动攻击冲动）以及思维的改变，还有安妮自己可以最清晰地感觉并表达出来的（与上述体验相联系的）自闭症："我是如此难以保留在事实性中。"她感觉到"自己就像生活在另一个世界里"。我们还会谈及精神错乱体验（豪格和梅耶）与健康人、神经机能病患者以及抑郁病患者之间的区别。

于是，这个案例在诊断上最早可以列入伴有相对清晰疾病知觉的、症状贫乏型精神分裂的小组。当人们坚持如今在所有诊所中不再流行的东西，即青春型精神分裂与简单型精神分裂之间的区分时，人们就必须把简单型精神分裂归入青春型精神分裂。人们发觉丢失了青春型精神分裂更为丰富多彩的症状。首先，人们可以作为区分标志的是：在这里处于中心地位的感觉变化尽管没有完全缺失，但是退到了次要地位上，至少是作为某种紧张特征而出现。除了思维紊乱和执行挫败，在图景中占据统治地位的是与日常生活自明性的脱离。

一般来说，简单精神分裂的主要特征是静默的停滞。典型的过程 [如笛姆（Diem）（1903）的经典研究已经揭示的那样] 表现为：疾病知觉的完全缺乏和所有解释的缺失。疾病过程和人格性之间关系所涉及的东西，支配着潜行性压制的类型（梅耶－格劳斯）。但也存在着例外。韦尔希在 1940 年就已经在他

---

① 在深入的探索中，人们发现了同样的变异，而当人们第一次准确地知道这些变异时，就可以比迄今为止的文献更频繁地猜测出它们。只要这些变异明显涉及的是人际间遭遇的代替物（它们不是外在化的，即妄想－幻觉式地投射到外在世界中，而仅仅是独立于内在的精神生活中），人们就可以把它们理解为妄想－幻觉生活的前形式。

的工作中指明了简单型精神分裂。我们的病人安妮完全符合在韦尔希那里接受治疗的病人安妮梅勒（Annemarie St.）和安娜（Anna K.）。像他们一样，安妮对于其变异状态（Verändersein），给出了听起来过于细微、过度精确的描述（但没有达到真正的、有治疗效果"认识"意义上的解释）（Bräutigam，1961）。

正如韦尔希已经更仔细地进行奠基的那样，当这些病案通常被归入精神分裂时，人们必须给予它们特殊的地位。一方面，它们的独特性在于：它们在总体生活史中作为相对近似的神经机能症而给人深刻印象。另一方面，它们在僵硬的单调和无变动中的症状，同时唤起了基本缺损的印象。或者说，正如韦尔希所说的："社会拒斥（Versagen）……，病人在专心和耐力上的不足、疲倦和情感贫乏，从表面上来看，造成了几乎已经组织化的缺损印象。"这既适用于我们获得的外在印象，也适用于这些病人从反思角度来判断自己的种类和方式。这些病人完全充满了强烈的、最终坚定的变化意识以及所有在生活中的基本锚定失落的意识。具有典型性的是：韦尔希的病人安娜和我们的病人安妮，都自发地把他们的紊乱说成是"缺损"。他们绝望地努力用他们的方式来描述这种"缺损"，但同时非常确信，他们能够确定这种"缺损"。

根据这些病人的自我理解，这是一种对自童年时代以来就影响着她并使她不可能长大的东西的基础拒斥。独特的地方在于：韦尔希所报道的这两个病人以及我们的病人，都抱怨道"立足点"（Halt）的失落。[①]他们对"立足点"的理解

70

---

① 韦尔希据此，准确地把这种作为自我构建能力之缺乏的"立足点虚弱"（Haltschwäche），与其他"立足点失落"（haltlos）精神病相区别。

是：在特定时间点内补偿基本无能［至少通过某种抱负立场（Ehrgeizhaltung）］，直到这种补偿可能性崩溃为止（明显的疾病爆发所意味的东西）。这种自我解释与克雷奇默（W. Kretschmer）、库伦坎普夫、布劳特甘姆（W. Bräutigam）所支持的理解相符，而根据他们的意见，和成熟情境一起完全由本身取得的在世界中的变异状态，不能胜任世界对于病人的所有要求。我们把这种解释用于核查很多在我们的任务框架中不合理的东西。这些不合理的东西，会导向我们在这里已经排除的病理发生问题。在我们看来，这些自我解释的论述，在这里只是服务于描述疾病图景的反思层面。

简单型精神分裂的问题（尤其是这种反思形式），已经在考努（F.Cornu）（1958，1960）当中得到的深入讨论。在考努这里，有一个与韦尔希的病人安娜的病后病历相似的案例耶姆伽德（Irmgard T.）。考努也提出了对于这些病人的自我变异态的、事实性的、几乎自然科学的分析。这种分析以自我澄明可能性的特定程度［它揭示了全体的病理雕塑（Pathoplastik）］为前提。

与我们的经验相一致的是：考努强调，精神可治疗性所涉及的东西，是所有精神动力解释的顽强防御和传播力（Übertragungsfähigkeit）的缺乏。与其他精神分裂不同的是，简单型精神分裂没有真实的传播倾向。治疗很容易陷入的困境是：病人完全需要作为理论信息的其他东西，但同时出于内在的焦虑而不愿或不能从事其他东西。考努说："这些想治疗的简单型案例，（至少在开始的时候）只允许使用一种治疗技术（它主要诉诸理智，并以情绪卫生学为目的）"。考努把费德（Paul

Federn）**❶** 意义上的症状解释为在进一步地内在自我边界完好性
中的外在自我边界的占据虚弱（Besetzungsschwäche）。考努
还根据希尔（L. B. Hill）而强调：紊乱的父亲关系是特别典型
的（正如这种关系在安妮这里是无可忽视一样）。然而，只要
在这种在临床精神治疗框架中很少出现的疾病形式之外，没有
更大的经验材料存在，人们首先就必须用对于一个病理发生因
素重要性的普遍化陈述，来保持克制。像安妮这样的病人所遇
到的困难治疗问题不是这本书的目标。自身的经验进一步地与
本尼迪特（Benedetti）**❷**（1967）的经验相符。

　　鉴别诊断所涉及的东西，是相对容易的对（在成人那里经
常延续发展的）内生抑郁的分别。与此相对，更有问题的是对
神经机能症的，尤其是强迫神经机能症的界定。韦尔希和考努
的案例也表现出了明显的强迫特征。在安妮那里可以导向对这
个方向进行怀疑的东西，首先是"强迫接受的"思想、幻想和
问题。显然，与强迫的基本态度共存的是对责任意识、认真和
纯粹性的过度强调。然而，强迫症状不存在。持续的思维必须
和问题必须不能和神经机能症的强迫思虑相等同。"必须"的
特点是不一样的。在强迫症中一般来说（同样对病人自己的判
断来说）是无意义的、无法抵制的问题，而在安妮这里情况不
是这样的。尽管安妮对她的问题感到羞愧，并觉得问题是平庸
的；但她相信：如果情况确实如此，由于问题本身的前表达明

---

❶ 费德（1871—1950），奥地利精神分析学家，弗洛伊德最早的学生之一。——
　　译者
❷ 本尼迪特（1920—2013），意大利精神病科医生、精神分析学家和精神治疗学家，
　　曾任教于瑞士巴塞尔大学，主要从事精神分裂的治疗。——译者

证性（Evidenz）和先天性（我们还将谈及它们），在不能回复时，可以进行替换。在强迫中，防御措施的独立处于中心地位［弗洛伊德、克雷奇默、本德、斯特劳斯、葛布萨特尔、戈波特（H. Göppert）等］，而在这里，我们看到了一种对被防御东西的更直接解释，即对废除了日常生活自明性的原初空虚的更直接解释。当人们以安全需求和事实上基本的不安全之间辩证关系的典范意象为出发点时，人们就可以弄清（强迫神经机能症和精神分裂症状之间的）区别：在这里所指的案例中，困难完全单方面地在于与强迫症相对的精神分裂症。

在强迫神经机能症和精神分裂症状之间[1]，存在着各式各样的顺行过渡。我们通观了 16 位精神分裂症患者的病案，部分是在他们的精神病之前，部分是在他们的精神病期间，发展出了明显的强迫症状。特别重要的是研究向一些伪神经机能精神分裂症［霍克（P. Hoch）等］或"边缘案例"［斯密德贝格（W. Schmiedeberg）］的顺行过渡。这样的案例完全是以强迫神经机能症和精神分裂症的分裂机制之间动态边界门槛的降低为特征的。当与自我的变异关系不仅决定了症状的形式结构，而且决定了症状的内容时，这种过渡就可以得到最清晰的理解。情况是这样的：在强迫思想内容存在的地方，自我就不抱希望，而且这种强迫思想逐渐如此广泛地独立，以致它不再被体验为源自内在自我的、以非同寻常的方式由自我产生的意象，而是被体验为妄想性的确信，或者（正如我们曾看到的）病人在自我紊乱形式中感到被迫与这种强迫思想相同一（例如

---

[1] 参见 C. 穆勒（C. Müller）（1953，1957）、斯坦格尔（R.Stengel）（1954，1957，1960）、艾格尔斯（C.Eggers）（1968）；此外还有更多的文献。

在病人体验为强迫的形式中："我会丧失我的自我"）。从心理动力学上来看，我们在与不同结构的防御机制的交错骤变（Ineinanderumschlagen）打交道。显然，在这种症状态势中，反思性（Reflexivität）起着不同的作用。

西姆克（1962，1968）首先研究了精神分裂中作为结构动态原则的反思性（"反思划界"）的意义（更准确地说，研究了强迫症和紧张症之间的形态变迁）。他把反思性的意义理解为"自我关系中的解释"，并描述了"记录性自我观察"和"积极自我支配"的形式。在这种意义上，他（用几乎完整的疾病理解）提出精神分裂的言语妄想（Verbalhalluzinose）和"强迫性紧张症"（anankastische Katatonien）是以强迫症防御结构为特征的精神分裂症状学中彼此相对的边界支柱。"记录性自我观察"和"积极自我支配"①，在韦尔希曾描述过以及我们这里所涉及的简单型精神分裂的反思形式中也居于主导地位。在它们二者之间，还有第三个并且有可能是最重要的、完全被规定的情感生活。在这种以反思动力学为特点的精神分裂群组中，经常首先给人以深刻印象的是强迫神经机能症的成分。根据西姆克的模型意象，在这些强迫神经机能症的成分中，隐藏着在意向作用解释结构［甲板－意向行为（Deck-Noesen）］之后的基本疾病的"原素核心"。这种甲板－意向行为通常承担着不自然理性的特征，即它对应着对标准性和标准合理性的过高要求。

西姆克在这种症候群中看到了库尔特·施奈德意义上的二

① 例如，在"积极自我支配"可以想到的是：安妮绝望的、首先追溯既往的、对于几乎不可抑制的"可怕的要打碎玻璃门和窗户的压力"或对于更为频繁的自动侵略性冲动的抗争。

项式妄想知觉结构的颠倒。在库尔特·施奈德那里，在病理上得到命名的只是第二部分，而在西姆克这里，在病理上得到命名的只是第一部分。与妄想知觉不同的是，意义赋予行为没有发生病理改变。这种结构颠倒的意象模型肯定大大简化了：首先，当人们采用格式塔心理学的知觉标准时（马图塞克），库尔特·施奈德关于妄想知觉第一部分完好性的理论就不能完全成立；其次，西姆克所描述的反思性，不是在产生妄想知觉的异常意义意识上的意向作用层面，而是在更高的层面。

与这些以反思性为特征的精神分裂相应的现象学问题是：意义赋予行为以何种方式依赖着基本感受性（用后期胡塞尔的话来说：被动综合）。"反思痉挛"（Reflexionskrampf）（康拉德）明显附属于基本紊乱，正如在安妮对于自然自明性失落的抱怨中所表达的。被提升的"反思性"肯定表现了最终的、本身起源于健康人类精神生活的"补偿可能性"（其本质当然值得研究）。

当人们认为安妮属于内生性抑郁或只是神经机能症时，那么至少要考虑到异化抑郁或异化神经机能症。因此，人们可以把她对自然自明性失落的抱怨，解释为抑郁症或神经机能症的人格解体（Depersonalisation）❶与现实解体（Derealisation）❷。但是，更准确的研究表明：人格解体和现实解体没有得到认真对待。尽管安妮有时候说："我不知怎么地变得陌生了——我

---

❶ 人格解体指主体对于自身的失真感，即感到自己的感受、情感和行为并不属于自己。——译者
❷ 现实解体指主体对世界的失真感，即感到外部世界是不真实、精神错乱和虚假的。——译者

不是我自己。"但是当人们更切近地描述她典型的人格解体和现实解体经验，并进行比较时，她更为坚定地回复说："不，我不知道"。对于这个问题——她是否不知怎么地觉得她自己、她的身体或外部世界是不真实的，她总是进行抵制："它们是真实的！我没有怀疑它们的真实性……。"尽管如此，我们不能忽视（安妮的体验）与强迫神经机能症及抑郁异化体验的亲缘关系。现有的案例与木村敏（B.Kimura）（1963）所描述的案例有完全的相似性。我们在这里也发现了矛盾性的行为特征——正如席尔德（Paul Schilder）❶ 在 1914 年就已经明确将这种矛盾性作为异化体验。在这种相互关系中，还要重视在安妮那里就如此强烈地表现出来的不知所措性——这是一种在韦尼克（C.Wernicke）（1900，第 218 页及以下）、雅斯贝尔斯（1948）、格鲁勒（H.W.Gruhle）❷（1915，第 180，181 页）和斯特林（G.E.Störring）（1939）中就已经详细研究过的精神分裂症状。

根据戈波特（1960，第 32 页，第 53 及以下，第 62 页）对葛布萨特尔的最有力地解释，强迫症也与自然自明性的失落有关。虽然在强迫症中，这种自然自明性失落不是直接表现为强迫症，而是需要将特殊解释显而易见化。强迫症与自然自明性失落之间有着本质的差异。保障此在日常性之结构的受损，无

---

❶ 席尔德（1886—1940），奥地利神经病学家、精神分析学家、群体心理学的创立者之一，弗洛伊德的学生。他的"身体意象"概念对心理学和医学具有很大的影响。——译者
❷ 格鲁勒（1880—1958），德国精神病学家。他曾在冯特那里学习心理学，又在克雷佩林的指导下写出了博士论文，后来他到了海德堡大学的精神治疗诊所，在弗朗茨·尼氏的手下工作。他在德国波恩大学精神治疗大学诊所的正教授任上退休。——译者

疑具有超越精神分裂研究边界的意义。当戈波特（在拒绝雅斯贝尔斯对葛布萨特尔的批判时）强调说："首先当我们已经明确，把如此不同的精神病理现象［如精神分裂妄想、抑郁的空虚体验、负债感和负罪感、强迫症'反形'（Antieidos）导致的焦虑］相互联系起来的东西，也有希望在症状基础区分的纯粹外在划界的状态下出现"，因此也道出了现有研究的准则。我们必须只在症状贫乏精神分裂或简单型精神分裂中补充对这种对空虚的列举。问题在于："特定的难以理解的东西"（正如穆勒－苏尔将它描述为精神分裂人格变化的核心）最终是否不同于葛布萨特尔的"反形"。如果不是的话，"特定的难以理解的东西"就只是一种被遗弃的东西（Ausgesetztsein）与可用的防御机制［它们确定了精神分裂与强迫症（以及其他精神病理症候群）之间的区别］。

第七章　作为精神病理学与人类学问题的自然自明性失落

　　如果是作为临床诊断意义上的症状，那么自然自明性的失
落①（我们接下来的现象学解释的主题）就几乎是没有价值的。
它缺乏特异性。我们不仅在不同的精神病理关联中或多或少地
发现了它们很突出，而且在更细致的观察中发现：自然自明性
的失落是每个健康人格发展的刺激要素。因此，我们不能把自
然自明性的失落当作症状，并且完全不能把它当作一种"特异
症状"，而是要把它当作研究人类此在变异（它无疑是一种完
全确定的、在某种程度上完全独特的方向）的指南。悖论在
于：这涉及非特异性的特异性。韦尔希（1949）已经用类似

---

① 它源于我们的总体联系：用"自然自明性"比瓦尔特·舒尔特（Walter
　　Schulte）所强调的"生活的无偏见性"（Unbefangenheit zu leben）更为独特和
　　基本。"生活的无偏见性"的意义超越了这里所指的框架。"生活的无偏见性"
　　的失落，发生于每个疑难疾病以及每次与死亡的碰面中，但不是自然自明性的
　　失落。"生活的无偏见性"的失落与自然自明性的失落之间，是否有一种或任
　　意一种联系，是特别值得研究的。这里的出发点是对生活世界与身体之间关系
　　的更切近考虑。我们如我们的病人所提议的那样（第59页及以下），采用了"自
　　然自明性"这个表达。下文（第167页）会说明自然性与自明性是两回事。

的悖论提出：尽管精神分裂中的人格变异不是"基本症状"
（Primärsympton），甚至只是作为急性疾病的结果，但是它"如
此地表现了疾病，正如它不是症状一样"。在此基础上，疾病
症状与此在方式尽管在事实上能够一致，然而它们的本质规定
是不可通约的。①

这种困难在欧根·布劳勒的核心概念（自闭症）中就已经
存在了。他的自闭症概念也不满足疾病分类学的特异性要求。
当自闭症脱离了与其他存在可能性的生命联系，并且作为独立
的东西而规定此在时，自闭症（与之相伴的是存在的非自明性）
就以基本的、首先具有病理意义的、构成人的此在存在可能性
为基础。因此，自闭症就是我们在临床诊断上习惯称之为"精
神分裂的"状态的结果。

在我们看来，作为非特异症状的自闭症，在其他方面比其
他通常的精神分裂症状以及一级症状更具有"特异性"。这使
我们可以明白：为什么在欧根·布劳勒那里自闭症可以成为"基
本症状"。尽管在欧根·布劳勒那里，基本症状的概念与科学
理论价值，仍然没有得到进一步的阐释。后来库尔特·施奈德
（1957）敏锐地强调了这一点。欧根·布劳勒没有阐明的地方，
首先就是现象学洞见投射到临床症状学层面上的地方。通过对
不同问题层次的限制，"基本症状"这个概念在科学上几乎就
没有用了。②

---

① 参见宾斯旺格（1959）、布兰肯伯格（1958）、海夫那（1959，1961）、霍菲
（1954）、库恩（1963）、穆勒－苏尔（1962）等。
② 有关"自闭症"这个概念的历史概览，参见 H. 施奈德（1964）和笛恩（E.
Dein）（1966）。

但在这里，为了或少或多的超越症状，有必要进行阐明。在症状学考量的层面上，如自闭症或自明性失落这样的概念没有更特别的价值，因为它们也是健康人此在深处共有的东西。但是，它们作为症状的价值在于：它们可以回答这样的问题——在人类存在的共同构造中，什么样的本质（Wesensort）引起了精神分裂症状（在这些症状中，这些存在可能性只是得到了它们最极端同时是漫画式的实现）。

非常类似的是宾斯旺格（1956）在《此在的三种失败形式》的专著中特别地进行描述与分析的登山迷路、纽结、矫揉造作的概念。然而，宾斯旺格与欧根·布劳勒相反，没有停止对症状学－诊断层面和现象学此在分析层面区分的细致阐释。宾斯旺格的目标是"通过回转到人类此在的事件过程，分解作为精神分裂基本症状的、僵化的自闭症"概念。在这个方向上的根本步骤是"人类学比例"（anthropologischen Proportion）或比例失衡（Disproportion）概念的制定。用这种特殊的模式观念，可以揭示出特别的人类学经验和事实性维度。

然而，人类学经验和事实性维度，在宾斯旺格那里只是目标。这个维度的维度性仍然需要深入的区分、阐释和奠基。它的成功取决于："人类学比例"这个术语是否只是被当作少见的特性描述，最后完全只是被当作警句，或作为一个在很多方面都可以扩展的、富有科学性的术语。在宾斯旺格那里，"人类学比例"这个术语仅仅只是与"高度"及"宽度"之间的比例相关。布洛克曼和穆勒－苏尔（1964）强调：首先要阐明特殊的空间性（它在隐喻性使用的、与人类此在相关的"高度"与"宽度"概念中被提及）。如果这种特殊的空间性被阐明了，那么这种直接令人信服的、直观的隐喻，就能提供理解特殊人类学维度的工具。

人们在这种或类似的"比例性"要求中，可以看到将结构人类学理解的在世界中存在数学化的尝试。人们直到现在都无法对这里所指的"高度"与"宽度"进行量化的确定，因此这种努力不是完全没有意义的。只是人们必须明白：这里涉及的不是肤浅地在人类学结构上应用数学，而是弄清人类学结构，以便让它们获得给予数学以其特殊科学地位的明晰性。人们绝不能孤立选择宾斯旺格的复杂结构构造的高度与宽度的比例，而是要根据它们的地位在整体的此在联系中阐明这种比例。因此，高度与宽度的比例在其他情况下，也涉及人类此在中的安全与危险、自明性与非自明性之间的比例。

和自闭症、登山迷路、纽结以及矫揉造作一样，自然自明性的失落也没有疾病分类学上的特异性。但是，对于自明性与非自明性的人类学区分，同高度与宽度之间的区分一样导致了这种存在方式的建构（我们在临床诊断中习惯于把它当作精神分裂的状态图景）。然而，如果只涉及质的价值判断，并且没有成功地区分和描述性地揭示首先完全价值中性的、不同比例的辩证分层，那么纯粹比例失衡的论断就不能成立。成比例和比例失衡（此在的成功与失败，正如宾斯旺格参照斯泽莱西所说的）不能作为标准与异常状态中的新单词，而只有前科学意识中被采纳的概念可以在事实上得到区分和阐明的意义（如果成比例和比例失衡，在很大程度上是不明晰的）。

因此，自明性与非自明性的概念，正如宽度与高度的概念、人类存在与自我存在等之间的概念一样，要求现象学－人类学的研究，因为它们揭示的不是标准刻度，而是最终完全揭示了"健康－病理"的标准刻度。

当人们想要克服负量、纯粹缺损的导向（以便描述精神错乱）时，就已经相对地处于表达术语的选择中了。否定几乎是不可避免的。在斯宾诺莎的"一切规定即是否定"（Omnis determinatio est negatio）的意义上，没有否定可以在没有精确规定的情况下成立。随之出现的通常就是我们所更熟知的东西，在这种情况下就是健康人的状态。因此，我们力争让精神病理学中的语言表达，达到标准的理解。但是当我们辩证地、非标准地理解否定时，否定也毫无疑问地应用于我们的任务框架中。因此，否定不能等同于缺乏（Privationen）。在这种意义上，下文大量谈及的自然自明性"失落"，相比缺乏，要更接近辩证的否定。但是最终不自明性不是少于，而只是不同于构成了人类在世界中之存在的自明性。只要现象学－人类学精神病理学仍以标准为指导，即非辩证地进行思考，它就始终有这个危险：即只是用其他的术语来翻译通常的临床－诊断概念，而不是提供真正的认识［斯泽莱西（1951），基斯克（1963），布兰肯伯格（1958，1964）］。

当非自明性与自明性一样地建构了人类在世界中的存在时，人们就可能把二者之间的关系看作是世界中的一种关系。同时可以明白：二者之间的关系与静态比例无关。这种比例是动态的，这不仅因为这种比例在一个以及同一个人身上始终在变化，而且因为（更基本地）自明性与非自明性在辩证的运动中相互地在扩大。这意味着，当此在执行的统一应该得到保持时，每次自明性的提升都必须为新的自明性腾出位置。因此，人类学比例总是意味着辩证的关联[1]，比例失衡意味着辩证关联的中断，而"自然自明性的失落"就是在偏重于非自明性的情况下，自明性与非自明性的辩证分裂。

更普遍但同时也更抽象和更远离经验地来说，这种辩证法表现为直接性与间接性的辩证法。雅斯贝尔斯（1959，第109，110页）提到了直接性中的反思"建设"（Einbau）。紊乱源于其自然"过程"的紊乱（这种自然"过程"保证了我们生活中与所有反思性相对的自明性、无害性、无问题性）。与这种建设相伴的"自然性"，就是关键的问题。

当雅斯贝尔斯谈及这种"机制"（Mechanismen）建设时，他还是再次用很少的篇幅覆盖了有关这种建设及其"自然性"之实现特征（Geschehenscharakter）的概括陈述问题。因此，这种实现特征是否以及如何作为"程序"（Mechanismus），确实是一个问题。这容易让人想到控制论的意象模式；但是这种合乎自然规律的意象模式无助于在本质上解释塑造了它的那些过程。

像间接性和直接性这样的概念，以及建立在它们之上的辩证法概念都有这样的缺点：过多地停留在一般当中，并导致了不能达到经验之给予性的具体性演绎。与此相对的是，我们走的是归纳道路：从病人没有理论负荷的自我描述出发，去观察构成了非妄想精神分裂的在世界中存在的、自明性与非自明性之间变异的关系。我们首先想要在被描述的个案中发掘出也能解释其他案例的范畴次序。

---

[1] 这里请参见加贝尔（1962，第239页）："这就是他置入到这个世界中的辩证结构（它捍卫了男性……针对谵妄）"。

第八章　现象学解释

导言

第一节　自然自明性的背景与基本特征

我们接下来所致力的探索，来到了用基斯克（1960）的话来说是精神病学本身经验到了哲学化之必要性的领域。这种探索所研究的不是形而上学的东西。这里不需要形而上学。我们从病人那里所经验到的东西，直接通过其本身以及特定的可能性条件，揭示了我们的在世界中的存在（我们只要阐明它）。

病人说，她缺失的是"如此细微的东西……如此重要的东西，而且没有它，人就无法生活。"她认为它本身是"可笑的"（komisch），如此细微的，即不起眼、基本和被轻视的东西，但又是如此重要且为生活所必需。我们就从这种让人惊讶的、总是一再让病人感到绝望的束手无策出发。如果我们不想丧失精神错乱运作于其中的人类学维度，那么我们自己必须进入这种惊讶（Staunen）。

接下来，始终要分清病人在她的异在及其自我上所经验到的东西。在不能反思的精神分裂病人身上侵袭局外人的那种惊异，在这里转移到了病人本身上，虽然不是削弱的，而是扩大的。惊异不同于作为疾病过程特征的异化。我们必须始终注意惊讶与异化之间的差别。

在安妮看来，她所丧失的细微、重要的东西，根本不是一种确定的知道（Wissen），以致她知道这个（她所知道的东西），知道"如此自明并且如此……东西"。因此，她所寻找的"知道"，进一步与一种特定的怎样（Wie）相一致。

另一个精神分裂病人卡尔海因茨（Karlheinz Z.）清楚地表达了同样的东西——他在他的"致未知"的信中写道："我不知道，您是否安好。我们接受吧。在开心的时候，您归功于什么呢？你的童年，您的青年，您的朋友和相识？您的家庭？可能吧！您将您的安全、您的快乐或幸福归功于某种您几乎意识不到的东西。这某种东西是快乐等等的原因。它是第一基础。这种秘密的东西固执地对抗着意识，有力地抵抗着并且它有它的良好基础！"

在这里，我们充分地反思并用自我意识去阐明：安妮费力地、非常难以应付地、间接地、因此首先也是令人信服地用语言表达出来的东西。但按照事实看，安妮和卡尔海因茨所说的是同一个东西。带着有意识傲慢的、自视甚高的委婉说法"让我们这么说……"，卡尔海因茨表示：他想到了特殊的东西［它只是大约和误解地与"舒适的东西"（Unbeschwertsein）相关］。在他感觉不舒适和不安全时，他的目标是健康人已经拥有的所有舒适和安全的基础及可能性条件。安妮把这种东西称为"自然自明性"。这绝不是对她来说已经确定的术语，而是首先逐渐从这个术语中剥离出来的名称（围绕着"自明的"这个词的独白）。卡尔海因茨说的是"第一基础"，而安妮说的是"基础事实"、"简单关系"或"基础的"。另一个病人使用的表达是"安全"（Geborgenheit），例如，伊丽莎白（Elisabeth H.）说："只要人们仅仅是怀疑地追寻安全，人们就不能解决"，但是真相就是某种东西（它表明了每种自然安全感的基本前提）。

　　当我们的病人说到"某种微小的东西"时，她显然指的是：某种完全不起眼的和基本上被轻视的、被忽视的东西。她反对给予它以意义："它是如此不值一提！人们只是随便地拥有了它！因此它根本就不重要。它完全是自明的！其他事物比它重要得多……"。或者在其他的关联中："它不是知识，人们不能简单地看和理解……""是感觉性的事情"，"人们只是自然地拥有了它"。（这意味着：人们拥有它；他人拥有它，只有安妮没有。）

　　它是基本的、被忽视的东西的面具，在它之后的是健康人所遵守的自然自明性，并且"它有力地抵抗着意识"，正如卡尔海因茨所说的。根据常规的理解，它是健康人理智的事情、共感的事情："共同的人类理智，人们纯粹把它看作是健康的……看作是最低的理智……因此在被给予'共感'（sensus communis）之名的荣誉时是有疑问的；人们以这个名字来表明……，它是平凡的、人人都拥有的，并可以理解的，拥有它绝对没有功德或优越性。"［康德：《判断力批判》（Kant，1793，第156，167页）］

　　安妮一再强调，她所丢失的是最普通、最基本的东西。在另一方面，她同时认为它是非常重要的，最重要和最基本的："这是一种非常可笑的感觉，因为有人不知道最简单的事情"，"要活着，要做为一个人，人们就需要它"。卡恩（E. Kahn）的一个病人在回忆中抱怨说，她"丢失了人的判断"。在迄今为止的临床病理学上，对这个问题最有贡献的韦尔希（1960，第21页）记载了一个病人——这个病人像安妮一样说他已经丧失了自明性；然而，这个病人已经呈现出了妄想情绪。相反，与我们的病人相关的是非偏执的潜意义妄想的体验方式，以及基本现身情态（Grundbefindlichkeit）的变型（它处在妄想综合症后面，并在其一般意义上超出了妄想综合症）。

安妮用"微小的"、"重要的"、"基本的"所指的东西，具有根基的特征。根基的：因为它不能离开习惯的日常意识，所以通常被忽视了；另外，因为它与基础相同，所以它是人类在世界中存在的日常性基础。在健康的此在中，它在其建构意义中，不能轻松地独立可见。斯泽莱西（1961，第111页）说："正常的意识进程不是紧密连接的。意识过程的考察在根本上要通过异常情形；异常情形仿佛提供了不能成为人的实验……"

84 按照这种精神治疗的情况，在经验中更该作为哲学或者完全作为心理学的东西是，"自然性紊乱状态"（naturbestimmten Störungsstellen）。（Szilasi，1961，第107页）它指示了两种东西："首先是对于构造的状态意义，其次是紊乱方式以及由其导致的非紊乱的利用方式。"（Szilasi，1961，第111页）

在这里，人们固然防止了"自然"和"自然性"这两个词在自然科学的意义上被理解。那样的话，会意味着本体论跳跃（metabasis eis allo genos），并应受到合理的批判（Häfner，1961，第25页；1962，第200页；Kisker，1962，第145页）。

同样地，考量层面上"紊乱"这个表达不能在静态缺陷的意义上，而要在严格的辩证意义（参见第79页及以下）上得到理解。

　　然而，这不只是涉及自然自明性的孤立或其已经困扰着病人的、作为特殊现象的失落，还涉及对自然自明性的恰当进路。当我们日常生活之自然自明性的意义、范围和本质特点摆脱通常的注意时，同样因为自然自明性的正常功能自明性地向我们呈现的时候，问题就在于：我们从哪里取得可以用来理解自然自明性的方法。只有存在这样一种特殊的方法时，我们才可以期待：不停留在按照"……的紊乱"模式的紊乱定理中，而是辨别出（正面的）本质规定。

第二节　方法进路

　　经典的精神病理学，追随着雅斯贝尔斯，在本质上使用精神分裂性"精神错乱"的否定规定。在病人那里主观地呈现为自然自明性失落的东西，在客观方面可以在由外而来的理解失灵（Versagen）中找到它的关联[①]。精神治疗医生的惊异，符合病人的异化。在精神病理学中，理解的挫败成为了最后的标准。这种原则在鲁梅克的"早发情感"中达到最外在的主观巅峰。对于差别诊断来说，这种原则有其无可争辩的价值。但是，让一个人成为"精神分裂"的东西，完全不是首要主题。这只与排除（Ausgrenzen）有关。精神病科医生（如斯特劳斯所说的，

85

[①]　诚然在我们的案例中，病人对自己状况的认识，也是一种由外而来的理解，而病人的失灵，即她的惊异在这样的表达中就表现得像"完全可笑"一样；这使得病人丧失了语言能力。

"精神病医生")的意识似乎变成"感觉敏锐的试剂",并以这种方式获得了一种对于"非自明性"的超感觉敏锐性。借助这种超感觉敏锐性,精神病科医生可以更轻松地挑选出精神分裂。但是,这种程序必然从纯粹方法论的基础,通达到理解和理解概念的窄化(它是经典精神病理学的特征)。由此导致的对于病人处理的结果,就是可以理解的了。第一个看到这一点的是宾斯旺格;近来看到这一点的是:冯·拜耶、本尼迪特、布劳特甘姆、海夫那、基斯克、C.穆勒和其他很多人。

然而,在现象学的程序中,我们可以从纯粹科学理论的考虑出发(也从实践的结果来看),而不满足于排除。这其实是这样一项任务:依照我们在精神分裂中遇到的新的类型或其他类型,扩展我们的范畴可能性,以便不必排除异常,而获得更广泛的本质理解。在这样的"理解"中,实际上是另一种基本的意义内容成为了经典精神病理学的理解概念[1]。这必须被包括在内。

现在,我们要通过什么样的方式为"自然自明性"及其失落的探索获得科学的基础呢?那些没有排除惊异而是包括惊异并因此解释了惊异的理解,必须在完全确定的方向上得到扩展。自然自明性的失落,不能在本身就处于自然自明性之内的认识框架中被把握。对惊异的现实把握,必然要求精神理学意识之自我异化的些许步骤、对其在日常意识之健康习惯基础上锚定的特定解除。这要求这样一种位置——就像阿基米德点,处于自然自明性之外的位置。

---

[1] 精神病理学不能放弃这种理解概念;这种理解概念没有被超越,而只是清晰地存在于其狭窄的边界内。

先验－现象学的悬搁（Epoche）①（参见胡塞尔），本身就 86
可以作为建构分析的主管。它就好像我们理解自然自明性及其
失落的阿基米德点。悬搁本身就是对日常此在自明性的根本（方
法上更确定地伴随，在方法论上彻底地反思）析取，由此有了
原初的平淡混日子、做事和打算，而我们就是这样植根于生活
世界中。"原初－自然的、直截了当的态度"（正如胡塞尔在《胡
塞尔全集》第6卷，第146页所指的），被"反思的态度"所替代。
这两种态度都是"生活世界的"，但意义是相反的。第一种具
有直接的生活世界特征，而第二种则相反，以生活世界和生活
世界性为对象，指向"生活世界及生活世界客体的主观给予性
的怎么"回事，并且必须相对地解除生活世界内的偏见。

　　尽管按照胡塞尔的理论，悬搁首先与判断领域有关。人们
也不能把这种态度改变当作理论。它完全是一种生活意义。芬
克（E.Fink）❶、布洛克曼和其他人一再说明了这一点。胡塞尔
在晚期作品中如此广泛地说，整个现象学态度以及以它为基础
的悬搁，"实现了整个人的转变"。（《胡塞尔全集》第6卷，
第140页）它支持的不只是自然认识态度的任务，还有"自然
生活态度的转变"。（《胡塞尔全集》第6卷，第204页）其
实，悬搁在另一方面保持着"习惯的执行悬搁……，它的时间……
在人格的主观性形成和起作用的价值……没有改变"（《胡塞
尔全集》第6卷，第140页），现象学悬搁不自由的（即以病
理为条件的）、我们病人的"悬搁"有着预料得到的本质差别。

----

① 悬搁概念的哲学问题及其精神历史地位的确定，都不是本书的任务。
❶ 芬克（1905—1975），德国哲学家，曾担任胡塞尔的私人助手及弗赖堡大学哲
　学与教育科学教授。——译者

87　　在这里，我们不仅把悬搁完全当作每种现象学程序的技术概念，而且支持这种理论：除此之外，它与精神分裂性错乱有特殊的、事实的联系。我们感兴趣的不是悬搁的完成。对我们来说，更重要的是这种经验：即现象学启动的经验。这涉及意识的生活世界锚定的改变。现象学家遇到了特殊的阻力（Widerständen），而对这种阻力的更切近认识，对于探索人类此在于生活世界中之锚定、人类的有限性以及身体随附性（Leibhaftung），都特别富有启发性。这是一种同时可以避免特定危险并指明道路的阻力。

　　这种危险以及执行排除（Vollzugsausschaltung）（胡塞尔称之为悬搁）的人类学地位，在笛卡尔那里就明显地觉察到了（也间接地进行了抗拒）。引人注意地是，笛卡尔在《方法论》中宽泛和详细地描述了生活历史前提（他在他著名的怀疑尝试的开头就确认了这些前提）。一开始使人感到像附带提到的东西，在更近的观察中被证实是对实验的细致考虑（似乎属于尝试）前提的列举；在这个实验中，被实验者和实验者合为了一体。怀妮（H. Wein）促使人们注意到了这种描述的人类学意义。这种描述还有精神病理学的意义。笛卡尔在烦琐描述的预备中显然看到了如防护措施一样起着保护作用的、他的由于（怀疑）尝试而被威胁的在生活中的锚定、似乎跨越哲学问题导向的"卫生学"。

　　笛卡尔说，他基于怀疑尝试的使用（近代哲学由之开始），而首先宣告了他时代知识的整个范围。根据对传统教义通用性的第一怀疑，他也不以实验为基础。尽管怀疑一切，他首先完善了他的知识并出外旅行，以便在他的整个理论知识的范围上，掌握尽可能广的自然（生活）经验；他成为了人们所谓的"世界的人"
（Mann von Welt）。于是，他首先苛求了对他的尝试来说是必
要的极端孤独。在他有广泛重要的防护措施之前：在对所有意见
的根本判断意义上的决断，遭遇到了很大的威胁。他可以阻止全
部的实践生活。笛卡尔把这种情况与为了新建而拆毁旧居的情况
进行了比较。这不只是一种比较。由于彻底的怀疑，在健康习惯
性中的、被信任的习惯和习俗中的居留，或者说"居住秩序"
（Wohnordnung）（查特），作为人类此在的一种建构而受到了
威胁。因此，笛卡尔似乎确保了作为"临时道德"而为人知的代
替物。这包括不依赖于自己的、首先无效的判断力，而遵守他同
胞中最理智与最温和者生活导引的决断。在进入实验情境并能短
暂运转的自我状况中，笛卡尔为了日常生活的利益把完全有意识
的和自主的东西，指定为幻象－自我（Phantom-Ich），并把他
那个时代有教养的法国人指定为主管人。他由此减轻了他的自我
负担，以便（形象地来说）为了"特殊用途"而免除他的自我。[①]
人的自我－减轻和自我－补偿功能的过程，是值得研究的。

　　在这些考虑和措施中存在着一种潜在的人类学；我们今天
更感兴趣的是这种潜在的人类学，而不是充分地评论笛卡尔后
来发展出来的人类学。更特别的是，笛卡尔先认识到了对"人
类学比例"（宾斯旺格）的可能威胁。"人类学比例"是由人
类此在中的高度和宽度的关系决定的。关于笛卡尔，人们可以
说：为了在孤立的高度中举足轻重的、向我思的上升（自然经

_____

[①] 在笛卡尔这里，不只是涉及理智的操作，而且涉及生活历史的循环，这在里特
迈斯特（J. Rittmeister）和斯道希（1961）那里都有清晰阐明；也可参见罗姆巴
赫（H. Rombach）（1965，第363页及以下）。

验的健康习惯性根本地取消了我思）可以没有危险，笛卡尔首先关心的是生活基础的应有广度（他想从生活基础出发来进行提升）。他的关心显然是这样表达的，正如他总是一再强调将人类置于生活中心的恰当尺度上那样。并非偶然的是：他在《方法论》的开头同时恳请了"健康的人类理智"（bon sens）；世界上没有别的东西胜过"健康的人类理智"。

笛卡尔先行的审慎，显示了对这种执行排除之生活意义的认知，而胡塞尔后来在另一个方向上进行了方法论上的奠基，从而发展出了现象学的悬搁。我们不需要研究在笛卡尔和胡塞尔那里，使自然此在的自明性失去依据的种类和方式的区别，但是我们要研究有关这些"依据"的生活意义：什么样的经验被开启出来，以及什么样的改变被人类在世界中的存在所决定。对自然自明性所寄居之依据的生活意义的一般认知，引发了对人类此在于世界之锚定的更具体的现象学研究，并且这首先意味着对"日常世界公理"的研究，正如斯特劳斯和那坦森所要求的那样。这种公理奠定了我们活动于其中的自明性系统。① 这种公理还包含着在自明性系统之平凡性中总是被遗忘的东西。首先在隐逸（Entzug）当中（当自明性系统任意地运转或不由自主地陷入到疾病中时），这种公理出现在它的承载并确保健康习惯性之正常状态的生活意义中。

上述表面上不合理且离题的内容，可以帮助我们对基本自

---

① 习惯的生活是这样的：自明性是自明的（passe sous silence）。萨特用这种表达来描述身体的被给予方式。那坦森（1963）在同样的意义上，把"它的悄悄被接受的熟悉"描述为生活世界的本质特征。生活世界与身体性之间有什么样的关系，这是现象学研究的主要问题，在这里不能进一步地探讨。

明性的病理执行排除与现象学的执行排除进行恰当而不过分的比较。当比较只通过（相对的）比较被认识时，（尽管有所有通常基本的差异性）这样的比较就是重要的，而且这种比较也只能局限于较小的点上。在所有不一致性中存在的比较，是这种认识的条件：它不仅反面地划分和排除了存在的东西（das Vorliegende），而且正面地确定了存在的东西。不可比较的东西，只有在可比较东西的基础上才能成立。在这种意义上，对单个现象学还原阶段的考虑，有助于接近对精神分裂精神错乱的本质理解，当它在基本上可能是经典精神病理学时。为了研究自我和世界关系的变异，我们在临床上要注意的是：在不同态度（布洛克曼）之间切换时必然的流动性。我们已经说过，由此得到的本质理解准确地与理解心理学的理解概念，尤其是与雅斯贝尔斯的理解概念相关。

第三节 精神分裂的精神错乱与悬搁

病人与现象学家所经验到东西之间的可比性，是令人吃惊的，如此"细微的"以及自然的自明性，表现为承载性的生活力量以及在世界中存在的结构成分。芬克把由胡塞尔到海德格尔的过渡，描述为"作为'原初性'克服的哲学"（Fink，1948）——这是我们这里的关注点。正如在现象学家那里一样，我们在安妮那里发现了"对最自明东西的惊讶"①（它把人们从过程的流畅性当中拔了出来，并使人们由于生活的曲折而陷入

_____

① 这条以及接下去的引文来自芬克。

惊慌）。在现象学家以及安妮这里都存在着"深度遗忘（在其中，自明性被取消了）"，同时"世界成见"（Weltbefangenheit）也被取消（在世界成见中，我们总是已经习惯于迷失于事物中）。① "包围着我们并且在所有对事物的活动中都起着承载作用的自明性，变成了问题性"，并作为不可忽视的共性被强加给了我们。为了外部的存在，在预备、基本利益的基础上，一种使一切成为可能的单一利益被取消了，而这在安妮那里被体验为是若干的"折磨"（就好像我们感觉到从外部来的整个世界的压力），而现象学家与此相反，它必须被努力当作是前提，以便能够描述超越"执行生活"（Leistende Leben）（胡塞尔）。

人们可以提出异议说：在现象学上将自明性加入括号，不同于使我们的病人离开生活常轨的自明性取消或失落。事实上，胡塞尔那里的悬搁首先针对的是对象和科学意识的事实设定；胡塞尔那里的悬搁还针对在如安妮这样的病人那里绝对没有经验到损害的领域。在如安妮这样的病人这里有问题的不是对象或完全理论的规定，而是用海德格尔的话来说，构成了周遭世界用具以及此在日常性之上手状态（Zuhandenheit）的规定。它是胡塞尔（超越现象学的，而非基本存在论的问题）首先在其后期著作中以"生活世界"为题所从事的领域。前表达经验、被动综合的问题，在这种联系中有更特别的意义［德鲁、霍尔（H. Hohl）、斯泽莱西等］。现在首先要全面地认识后期胡塞尔的理论，而这种理论对于心理学以及精神病理学的意义，必须要

---

① 然而正好表现了病人的经验：这种自我迷失（Sichverlierenkönnen）是真正积极的东西（它首先为所有真正的自我发现提供了基础）。这种自我迷失不能必然地保障人类在世界中的栖居。

得到全新的思考［宾斯旺格（1060—1965），布洛克曼和穆勒－
苏尔、拜坦迪耶克、库恩、那坦森、斯特劳斯，等等］。

　　因为现象学悬搁与病态的自然自明性失落之间的可比较性
被有意地着重强调，所以关键的差别是如此令人印象深刻地从
由此产生的比较基础中显露出来：

　　1.在现象学家这里，对此在之自然自明性的取消，是通过
理论的质疑态度实现的。带有危机的生活发展甚至也可能表现
（hineinspielen）现身情态（或库尔特·施奈德的"基础"）的
身体奠基特点，因此与疾病相比，生活发展具有次要的意义。
与此相反的是，在疾病当中，起决定作用的是内生基础；这种
直到今天仍没有解决的内生性（心身）问题在没有被探索的情
况下就是清晰的。

　　2.与疾病中自然自明性之取消相联系的是无与伦比的、更
剧烈的强度。震颤存在的直接性不是这样的。差别不仅在于量
的方面，还在于质的方面。

　　3.在现象学家这里，问题以更高的抽象场面为基础。对现
象学家来说，有问题的是理所当然的自明性，而不是自明性本身。
海德格尔（1929，第212页）富有诗意的说道："日常性的存
在分析学，不会告诉我们该怎么使用刀和叉。"日常性的存在
分析学依据其存在论地位，质询了对某种东西的熟悉（Sich-
Verstehen-auf-etwas），而没有质询：对某种东西的熟悉，在
事实上是否以及如何被得出。日常性的存在分析学取消自然自
明性只是因为：要认识它的先验可能，就必须这么做；总是已
经或多或少能够的先验可能。这里的重点是"总是已经"，而
不是"或多或少"。与此相反，我们的病人只是碰到了这种可

能性之谜，因为他们根本丧失了这"总是已经的能够"。他们的问题没有哲学（即或多或少独立的）价值，而是陷入了更基本的[1]问题－困境。这种问题－困境源于与日常事物实际关系的断裂，对日常事物的掌握变成了问题甚至成为了不可能。安妮"知道"，人们怎么使用刀和叉，人们怎么穿衣服，人们怎么道谢，等等，但她就是不知道怎么做这些事。她的知道是抽象的，不能用于实践。具体来说，安妮"知道"她所做的事，但不知如何做，因为她不能理解她所做的事。在这上面，她不能理解，因为她不熟悉或不相信这些对某种东西的自我理解。她说："我需要某个我可以接受的人"。对她来说，这种接受意味着对世界中存在的接受（在这里，她以为不能靠自己完成在世界中的存在）。我们还必须区分在世界中存在所涉及的表象－知道（Vorstellung-Wissen）和行为－知道（Tat-Wissen）。[2]德语知道这种区分，因为德语既把如"知道"和"理解"（verstehen）这样的词当作动词，又把它们当作助动词［替代：能够（können）］。在其他语言中，情况也是相似的。因此利科（Ricoeur）（1948）说："我不知道怎么去做我能做的（Je ne sais comment je fais de que je sais faire）。"这里涉及的不是任意的、依赖语言的词语游戏，而是对世界关系中不同层次（它们必然也能在语言中找到它们的反映）的指明。

---

① 总是不得不提列的问题困境的程度分层，无疑是一个问题。但是在现象学研究中，人们必须对长期以来被忽视的、我们存在的病理方面进行基本的辨析（瓦茨塞克）。迄今为止，在这个方向上的工作还不能让人满意。

② 尽管在《存在与时间》中有广泛的开始，但二者之间的基础关系至今没有得到充分的阐释。传统遗留下来的、损害了无成见认识的选项，如理性主义和非理性主义、理智主义和唯意志论，仍然不能被认为是已经被克服了。

4.现象学家是通过加括号来取消理所当然的自明性。此在执行的自然自明性被加上了括号。胡塞尔强调，"对在个体主观性中形成和起作用之价值的执行排除……是不变的。"与此相反，在精神分裂中涉及的不是自主的加括号，而是基本取消。病人不能给自然自明性加括号，因为病人之前根本没有拥有它。根据取消（Aufhebung）这个词的三重意义（黑格尔）：否定（negatio）、保留（conservatio）、提升（elevatio），在精神分裂中对自然自明性的取消，不同于完整人的发展，而缺失了后两种意义。由此同时可以表明精神分裂过程的人类学状况。因此我们可以理解：为什么像安妮这样的病人不能把生活的自明性回顾为先验的自明性，而总是只能把生活的自明性回顾为不能达到的自明性。同样地，我们可以理解：为什么她不能预见甚至突破，本身植根于先验行为的、新的反思性自明性。①

5.现象学家不局限于他的自我和世界关系，即他的自由程度。悬搁总是可以被复原。与病人相反，悬搁甚至会遭遇到强大的阻力②。

---

① 为了穿越存在反思的黑暗，这显然要求强大的自我，而强大的自我又要求深入扎根于前反思。因此自然自明性的失落提供给精神分裂病人的（与发起者的发展危机相反）不是新的和更高的自我发现。辩证过程的前提不存在。问题在于：直到今天最终不能判定，这里事实上是否存在绝对质的（心身基础的）差异或只是一种力量关系的差异。

② 那坦森（1963，第924页）明显看到了这种阻力，当他说到与现象学悬搁相对的"自然态度的悬搁"时。这些描述作为术语会让人发生误解。然而，这些描述有助于无偏见地看待基本的、作为人类世界关系之特征的辩证矛盾。只要人保持健康，那么"自然态度的悬搁"就包含在这种辩证法中，而且在现象学家那里，自然态度的悬搁也占据着优势。怎么占据优势，目前还是一个谜。这种"自然态度悬搁"的执行结构由于其拒绝被阐明，因此更难被澄清。

6.由此产生了更重要的区别：不一样的动力机制。病人以绝望的努力，去过一种此在执行中所需自明性为最低值的生活，而现象学家以相反的态度，克服巨大的阻力，以执行只是理论世界关系的悬搁。芬克说，现象学还原对抗的是"自然的生活梯度"。现象学家在他的方法程序中，把这些生活梯度当作是阻力。它首先感兴趣的只是作为自然态度、原初世界信仰、意见（Doxa）（参见胡塞尔）的一般理论力量之符号的共同东西。哲学家当然是从他的问题出发，转向对于这些以阻力形式表现出来的一般理论（Generalthesis）的概括陈述。哲学家的兴趣点不是对现象学精神病理学来说很重要的经验差异。当芬克（1948）说："一般理论是现实性的世界性前筹划……通常来说，一般理论在哲学之外不能被模态化"，因此必须要反对的是：在所有人当中总是都存在着非常多样的一般理论之模态化（Modalisierungen）。他们当然只是一般地被致力于，但不是被经验或完全反思为这些东西。最后，它要求有意识的态度改变。这也不是只有哲学家才有资格做的。它只是被哲学家作为科学研究的中心以及对象。

一般理论的模态化只是在任意的有限框架中，另外还服从于不同的精神病理条件。现象学家也必须坚持：在标准心理条件下，即在他本身，在不同的时间和不同的情境中以完全不同的强度，提出对执行排除（悬搁）的抵制。对哲学家（他只是完全一般地在抵制性的本质上来从事执行排除）来说，这样的区别是偶然的。哲学家首要的兴趣不在于：这种一般理论如何以及在什么样的程度上发挥作用。

胡塞尔较少考虑到在悬搁执行中的阻力，而这表现了现象学的经验起源。这不仅涉及源于悬搁执行的阻力，而且涉及（事实上）标志着加括号之特征的阻力。在这里我们也可以忽视第二种阻力，因此对我们来说，第一种阻力是很重要的。第一种阻力是在悬搁执行中显现出来的，而且它在所有其他人那里也或多或少地表现出来，当他们尝试摆脱自然态度时。这还涉及隐藏地决定人类之世界关系的动力因素（"能量"）。动力因素的显现不是绝不可能的，因为它们有时候是可测的。

"自然态度"这个表达（好像只是唯一的）意味着普遍化，而且它最大的运行阻力是这里必须的现象学观察区分；这种现象学观察，指向的是作为在多种多样的修正、在所有时候、在所有人类此在中、重新发生的世界化和自我化执行的在世界中之存在，并且提出了对几乎不可预见的范围和困难程度的描述任务。

对于现象学家所遇到的不同阻力，"世界成见"的区别（正面地来看）要求对"在世界中停泊"进行研究；即这种区别，一个世界中与他人一起在事物中，并且在与事物打交道中登场（aufgehen）或不登场的自我。在这里，不同于海德格尔存在分析学（Analytik）的精神病人类学或此在分析（Daseinsanalyse），不是把它的注意力放在"登场"和"不登场"之间的差异上，而是把它的注意力放在了能登场（Aufgehenkönnen）和不能登场之间的差异上。有关我们病人的经验表明：能登场以正面的存在可能性为基础，而这种正面的存在可能性不是缺损的形式，而是表现了人类此在没有迷失在事物中、没有在事物中登场的基础。与海德格尔在《存在与时间》中的分析相对，首先要求的是在原初的"存在于"（Sein-bei）和"沉沦"（Verfallenheit）

之间做更精确的区分［参见塔尔尼森（Theunissen），1965］。针对精神病人，用人类学来进行探询的精神病科医生较少关注本真性（Eigentlichkeit）与非本真性的抉择，而更多地关注作为这些抉择之前提的基础和缘由。对其不利的是，进行此在分析研究的精神病科医生至今都没有得到充分重视。因此，很多精神病理学事态，在存在抉择领域中过强地投射了在局外人那里引起"心理学化"印象的东西。然而，这不是有意的。这其实涉及到空间的形成过程。在这种空间的形成过程中，存在抉择可以这样或那样地做出，而且当然地这种空间的展开或未展开（以过渡到另一种属的形式）不用在生物学上被阐释为纯粹的自然过程；因此，空间的形成过程是一种"先验的自然"（natura transcendentaliter spectata），但是我们现在正好大大地疏远了对这种"先验自然"的研究。无论如何，当现象学研究追问特定的自我和世界之自我建构的条件时，现象学研究都有必要坚持这个方向。对"阻力经验"（Widerstandserfahrungen）的研究，就是这个方向上的第一步。

在适用于精神病科人类学之特殊问题的简化框架内，可以在上述意义上区分不同的阻力经验层次：

a）当健康人做某些不习惯的事或搁置某些自明的东西时，他们就会经验到一种阻力。当健康人在其他地方观察到这一类事时，他就会产生一种更确定的厌恶；这种厌恶表现在：他把这些事感觉和判断为"有伤风化的"、"不合情理的"、"荒谬的"或"幼稚的"。情况是这样的：他看到某人，用"您"来称呼近亲，在严肃的场合发笑，"按字面意思"去对待隐喻所指并颠倒过来，或把晚饭吃的冷舌头用来冷却额头［这是宾斯旺格（1956）用来阐释纽结本质的一个例子］，诸如类似的事情。这一切都是精神分裂的行为特性，但是健康人有时候也能故意做出来。然而，健康人在这么做时要克服一定程度的阻力。

这种对不常用、不理智或只是不自明东西的阻力，非常不同于当我们尝试有意地改变自己的呼吸节奏时所遭遇的阻力。虽然我们可以克服这种阻力，但只能在一定的界限内。这是一种每个人都知道的、独特的、坚韧－灵活的阻力。我们知道摆脱日常此在的自明性是多么困难。当我们摆脱日常此在的自明性的时候，我们仍然以不总是可轻易认识的方式，与它保持着联系。

b）对我们来说，这种阻力（当我们抵抗它时，我们会悄悄地顺从它）通常是无意识的。然而，对这种阻力的反思是有可能的。这种阻力表明：对它的反思是居留于自然自明性之内的力量。这种反思很难执行，并且本身会遭遇到阻力。当自然自明性以或多或少的温柔力量引领我们，并且当我们反对它（自然自明性）时，它就只是被克服的东西，而且它自身的本质没有得到充分的认识。反思本身就是驱逐自明性的特例。因此，把自明性的东西作为主题或此在的自明性，就以一种特殊的方式被感觉成是"有伤风化的"、"不合情理的"，等等。海德格尔有力地强调了，具有基本意义和力量的日常此在自明性是怎么逐渐不被重视的。［与海德格尔相类似的、重视人类意识中身体存在的角色是萨特（Jean-Paul Sartre）❶；他已经提到了"沉默的过去"（passe sous silence）这个表达］

---

❶ 萨特（1905—1980），20 世纪法国最重要的哲学家之一，他尤其擅长将深奥的现象学思想用浅显的文学形式表达出来。由于他在文学上的杰出成就，他获得了 1964 年的诺贝尔文学奖，但他拒绝领奖。——译者

　　c）现象学家克服了他所遭遇的阻力。他尝试摆脱自明性之缄默应用，以便使自明性变得可见。他不害怕将"自明性处于其中的深度遗忘"主题化。但是由于他克服了这第二种"冲淡的"阻力，他不需要清楚地记住这种阻力。阻碍我们的、在 b) 中谈及的、不仅要克服而且本身反复成为主题的阻力，是第三种阻力。我们看到现象学的反思在这里是如何必然地进行辩证运动的。对每种阻力的否定，总是不仅被视为克服的否定，而且要求总是让新的现象可见的（以其肯定的方式）态度改变。这种三重的阻力经验在现象学上是相区分的，但同时也是共现的。这涉及到不同的层面；在这些层面上，人们可以尝试逆"生活趋势"（Lebensgefälle）的潮流。这是世界效用（Weltverfangenheit）或世界锚定经验的潜能层面，即人类此在的模棱两可性（梅洛－庞蒂）。

　　我们的主题是：现象学家以这种作为阻力的方式而认识到的东西（生活趋势），所揭示的心灵健康的担保者和整合要素。因此，纯粹从方法上来看，这种阻力对现象学家来说是令人恼怒的，而他同时保证了这种可能性——总是可以回到健康习惯性的自然态度中。通过有弹性的纽带，人类存在总是可以再次在其世界成见中被召回。因此，我们在人类自我可支配性（Selbstverfügbarkeit）（悬搁的执行）的中心，遇到了这种现象：人类存在的向世界存在（Sein-zur-Welt）（梅洛－庞蒂）和向身体存在（Sein-zum-Leib）[1]可以在这种现象上被解读出来。

---

① 这里所使用的身体概念不是自然科学的身体概念，而是根据边界概念意向性之独特经验的身体概念。因此，在这种情况下所提出的身体问题，轻易摆脱了纯粹主义现象学，因为这个身体问题只有在阻挡现象学方法理想实现的障碍上来把握。

由让内（Pierre Janet）❶ 在考虑到精神衰弱（Psychasthenie）时
所提出的、在完全缺损中的精神分裂之精神病理学，所确定的
现实功能（Fonction de reel）就丧失了它的假定特征，并成为
了在现象学上可描述的事实状态。②

　　我们认为，被现象学家认为是阻力和"生活趋势"的东西，
就是心灵健康的担保者和整合要素。与现象学家相对的是，在
像安妮这样的病人身上，我们发现了相反的趋势。这些病人不
仅容易提出"完全不可能的问题"，而且正好受到这些问题的
侵袭。他们没有遇到到阻力。相反，他们陷入到无根基的空虚中，

　　在"完全不可能的问题"中不禁产生的、自明性之非自明性，
对安妮来说不是理论问题，而是实践的生活掌握问题："一切，
根本上一切都是有问题的。我不管用什么办法，什么都把握不
了……""人们不是那么简单地生活着……简单地、无忧无虑
地生活着，这根本就是不可能的……"在这里，"那么简单"
这个表达，有着特殊的重要性。它的基础是日常此在的熟悉性
及其自明性。本身是因为：当健康人根本地陷入怀疑时，此在
及其生活上承载基础的自明日常性，就被取消了；所有的问题
和怀疑，被扣留在了更广泛的自明性情境中。

　　安妮指的是：如果其他人像她一样如此地紊乱，那么他们
也必须"如此可笑地发问"。这就是理论上可以解决的问题："因
为根本就没有答案。我根本就无法给出答案……我要问的不是

---

❶　让内（1859—1947），法国心理学家、哲学家和精神病学家。他曾担任法兰
　　西学院实验和比较心理学教授，并和詹姆士以及冯特一起，被称为心理学之
　　父。——译者
②　参见萨特（1939，1964），梅洛－庞蒂（1945，第93页；1966，第103页）。

确定的事情……这不是问题：这是什么呢？因为这里总是有如此多的感情因素（我的问题大概总是如此多）。[1]这些问题不是孤立的。因此我首先总是必须反复熟悉这些问题……"因此，她也不能马上表达或只是回忆这些问题："首先是我存在这些问题，然而我知道这些问题。"这是一种首先不是由思考而凸显出来的问题性（它甚至是不可表达的），而是其他的、源于（前反思）生活直接性的问题性："然而，这是现实的问题！仅仅为了能够前进一点，就必须要作出回答……"像安妮这样的病人所追求的答案，涉及的是不是理智的洞见、对某种东西的理解，而是对某种东西的熟悉（参见第91页及以下）。这里涉及到海德格尔在《存在与时间》（第31，32，44节，第68节a）中详细论述过的理解概念。人们不能说：安妮不能理解的只是生活本身及其现实性。

99 第四节　目前的问题剖面

当我们更加准确地调查"自明的"和"自明性"这样的表达时，我们可以取得对于下述分析所遵循方向的当前概观。自明的就是"显而易见的"（sich von selbst versteht）[2]。这里要注意更多的东西：

a）人们在口语中说：事情是显而易见的（die Sache versteht sich）。因此，不是我们理解了自明的事情，而是事

---

[1]　括号中的话，是病人一开始用一些句子表达出来的。

[2]　如下文这样的词语解释是不够的。这些词语解释的意义只在于：抵消我们通常在庸俗的语言理解上所犯下的疏忽。意义分析不是对问题的回答，却是对问题的凸显，而且它精确了具有重要精神病理学意义的区分。

情本身就是显而易见的。这种说话方式相信事情有其本身的明了性。这是矛盾的。当这涉及一个人时，人会有自我明了（Selbstverständnis）；但这里不是这个意思。在"自明性"（Selbstverständlichkeit）这个表达与人相关联时，恰恰说的不是人的自我明了。这样的语言用法强调的是前意向的、还没有极化到人类自我的世界关系。这种意义上的明了具有非人格、不定的特点。人类的意识只是这种非人格和不定明了运作的匿名舞台，而且我们本身这时就是事物（包括他人以及我们本身）之显而易见的随机伙伴。

事实上，事情是显而易见或只是匿名的"它"吗？"事情是显而易见的"在事实性上意味着：它如此这般是显而易见的。这种迂回的表达说明：事情或事态浸入在这种匿名的显而易见中。显而易见的东西，既不是我们，也不是事情或事态，而是包括两者的"它"。由此（即由自明的问题），引生了《存在与时间》（第16节及以下，第69节）中世界分析的道路。

b）这种前意向的世界坐标，具有独特的时间结构。首先，"自明的"所表达的东西，有它的因缘（Bewandtnis），并且虽然在现实上不是新生的，而是在非常特殊的意义上是"已经的"或"总是已经的"。其中包含着更加特殊的过去坐标（Vergangenheitsbezug）。海德格尔在他的此在"时间化"分析框架中，提出了"先验完美"（apriorischen Perfekt）。❶ 这种关系不仅属于这种或那种自明性，而且完全一般地渗透到了此在的自明性中，正如在精神分裂错乱中，具体的时间化结构

100

❶　参见海德格尔，《存在与时间》，第85页。——译者

也在根本上发生了改变。由于在这里发生改变的、特殊的过去坐标具有先验特征，正如反过来先验地具有（至今没有仍然没有得到充分解释的）时间的意义，所以我们不可避免地提出了这种问题：我们这里所涉及的经验给予改变，能否或者说在多大程度上，得到"先验"（transzendental）①以及同时"时间"②上的解释。

c）人们通常不只是说"这是显而易见的"，而且说"这本身是显而易见的"。这种"本身"（von selbst）指的不是我们自身，而且超然于我们的匿名自发性。本身的存在（Von-selbst-Sein）和自身的存在（Selbst-Sein）处于独特的辩证张力关系中，而正如我们所希望的，这种认识对于理解精神分裂（尤其是青春型）的在世界中存在，具有重大的意义。每个人的自立（Selbst-Stand）都意味着自明此在的取消（在黑格尔有关取消这个词的三重意义上），但为了能做到取消，自立同时也是自明此在的前提。首先为了找到青春型精神分裂进程的发展心理学自我问题的本质，我们必须要进行详尽的证明。

"本身"不仅指超然于我们的匿名自发性，而且指自明性不要求以我们自身为基础。"本身"的本质是排除每个为什么的问题。在根本理性发挥它的普遍效用之前，自明性就起主导作用了。预先给予的基础和根据、基础－接受和基础－给予之间的关系，与自明此在和自我自立之间的关系有关。

d）在日常语言中，"自明的"意义仍然有更为宽泛的、重

---

① 这里指的是在世界中存在之可能性条件意义上的超越，而不是我们的认识意义上的超越。

② 这指的是此在的时间化。

要的细微差别。"某件事是自明的"不仅指：本身是自明的，　101
而且指：对所有人来说都是自明的。因此，它不仅要求适用于
它的非特殊理解，而且要求非特殊的一致（Verständigung）。
自明性是这样一种东西：在每种一致当中总是已经被当作前
提，并且作为一致之基础的东西。这意味着，我们不仅不需要
阐明自明性的本质，也无法进一步地阐明自明性的本质。正如
显而易见（Sich-von-selbst-Verstehen）与对所有人来说的一致
（Für-alle-Verständlichsein）是相互关联的，揭示主体性的先
验建构是一个困难的问题。因为我们互相理解，所以我们才理
解了自明性，还是说我们生活在共同体当中，即我们生活在共
同的自明性当中，所以我们才互相理解呢？因为自明性在理智
上提出了非特殊的要求，所以自明性要求的只是非特殊的一致
吗？或者说，因为在自明性中一致"总是已经"起主导作用了，
所以自明性在理智上提出了非特殊的要求吗？这些问题［包括
"共感"和主体间遭遇的先验建构（主体间性）问题］，将在
下述章节中得到回答。这些问题同时也是最直接地与精神分裂
错乱本质相联系的问题。

我们可以在以下要点中，来阐释作为精神分裂性错乱之表
达的自然自明性失落：

A. 世界关系的改变。

B. 时间的改变。

C. 自我建构的改变。自然自明性和自立。

D. 主体间建构的改变。与他人的关系。

所有这些问题都是内在地相互联系的。我们要致力把它们
之间多种多样的横向联系和紧密结合。因此为了让材料拥有秩

序，必须进行划分（尽管它们看来是如此蛮荒）。

102 1. 世界关系

按照自然自明性及其失落问题的方法论进路，如果要更进一步地阐明一个层次，我们现在必须具体地问：在何种程度上，在自然自明性失落中所涉及的东西，是"基础"、"基本事实"、"某些如此重要的东西"，没有它……人们就无法生活？

A. 清晰地说出了她对自然自明性的理解：[1]

"每个人在行事时都必须知道，都有一种轨道，一种思考方式。他所遵循的活动、他的人性、他的社会性、所有的游戏规则：我直到现在都不能清晰地知道它们。我丧失了基础。因为基础没有了，所以一切都以其他东西为依靠。"

为了从某种已知的东西的开始，我们首先指向安妮所说的"游戏规则"（Spielregeln）。这是一个在康拉德（1958）对前阶段的分析中一再出现的东西。[2]我们知道，精神分裂病人经常首先公布默会假设的游戏规则（它规定了我们日常的共同生

---

[1] 参见第 59 页以下。

[2] 康拉德依据莱文（Kurt Lewin）的拓扑思考方式，在他的格式塔分析中把这些"游戏规则"解释为"场－边界"（Feld-Barrieren）。事实上，在此在分析语用中，因缘和参考联系所指的是与"游戏规则"同样的东西。区别在于方法。严格地从现象学上来说，人们不能满足于这些完成了的、方法论上未经阐明的、同时也是实用的模型表象，而是必须去进一步地探索，以便发掘出所指的建构。这时，现实性当然被加上了括号，因此决定事实性的动态因素不在考虑当中。但是，决定事实性的动态因素应该是可以通过莱文式的模型意象来把握的，甚至可以数学化。与布洛克曼和穆勒－苏尔（1964）非常不同的基斯克（1960），正确地揭示了拓扑和现象学描述之间的关系。

活）。它明显是无害的不得体，没有与"理所当然"、"得体"、一般作为自明性的东西（这种不得体被我们当作精神错乱改变的第一禁令——当一种逐渐过渡发生于我们眼中的精神分裂错乱中时，我们很少在一起观察到它们）相冲突。一开始，不仅门外汉不知道，而且精神医师也经常几乎不能清晰分辨：对游戏规则的违背（例如青春期），是否是在知觉和实现游戏规则的能力没有损坏的情况下的有意为之，或者说知觉和实现游戏规则的能力是否已经发生了紊乱，这具有病理学上的意义。（对游戏规则的违背）首先属于正常发展的成熟循环，正如它最明显地在由青春期到自治（成年）的道路上呈现出来，因此自治意味着从这种发展过程中脱离出来（这种观点首先出现在海克尔的青春型精神分裂的经典工作中）。于是这就达到了不反映过渡而是相反地表现了发展中断的出轨了。"出轨"这个形象表达，说出了比每个抽象术语更多的东西。出轨所脱离的轨道，首先是斯特劳斯称之为"日常世界公理的"路轨。大多数病人几乎不能反思到这些，与此相反的是，有一些病人能够有非常多的反思。我们的病人安妮就完全是自发地说到了每个人都需要的"轨道"、"思考方式"（Denkweise）、"框架"，以便在生活中知道如此行事：

"所有人不知何故都有一种轨道、一种思考方式，正如他们已经长大了，正如他们的性格、教育，等等……当他人这么做时，每个人都不知何故地成熟了：然后他们思考，办成，行事……"这就是"日常的自明性，不是在日常过程中，而是简单地在生活中……""正如一个成人是如此成长的，因为他是一起成长起来的。于是他有了一种自然的联系。他知道，正如它属于他。

我有特别大的距离。在这我里，一切都只是计划的。在我能像
他人那样感觉一切之前，有一条非常远的路。（参见 D 部分）
这是先验筹划（transzendentalen Entwürfe）的问题（我们在当
时的情境中会开发出它）："生活以及如此……，总在一种框
架中或如此运行"（在什么样的框架中？）"我真是不知道。
人们必须表现得完全不一样：从情境出发或如此……我根本不
能理解它"

人们不能任意继续这种陈述序列。在其他的青春型精神分
裂病人那里，"游戏规则"的问题经常居于第一位。例如，海
尔穆特（Helmut W.），一个 24 岁的、处在后青春期精神分裂
进程中的农民孩子，说："当我流露感情时，我必须一再往后看，
如同进入到他人的概念共同性中一样。"

在现象学看来，这种"游戏规则"或"概念共同性"①就是
因缘（Bewandtnis）和参考关联（Verweisungszusammenhänge）
（海德格尔）；在这种"游戏规则"或"概念共同性"中，一
个首先建构了情境的此在转到了情境中。情境以规定了在世界
中存在的意义性为基础。情境不是任何临时设计的东西，而是
在世界中存在就居于其中的历史意义性。

在青春型精神分裂的进程中，发生的是对意义性的共同不
确定感。这时丧失的是因缘和参考联系。它们的轮廓与动力机
制没落了。因缘和参考联系开始"变得模糊"，变得迷茫，因
此最终变成离题、错过（Sich-vorbei-Benehmen）、犯错，变
成所有人并且最终也是事实联系的缺位。这已经过说了。但是，

_____

① 弗洛斯蒂希（J. Frostig）在今天仍然具有阅读价值的、关于精神分裂思维的文
字中，说到了"集体结构"（Kollektivstrukturen）。

生活世界建构的基础变异还没有完全生成。

这些根本紊乱（自然自明性失落）首先在日常遭遇中发生，即在无数小的日常事件中显露出来，但是还有共同的生活导向。我们在大多数病人那里只发现了这种变异的结果。对于变异本身，即生活世界定向（对游戏规则的知觉）的变异，我们经验得非常少。变异本身几乎无法被察觉到。相反，在像安妮这样的病人这里，有主观的不确定性被经验到。与其他大多数病人相反，在她察觉她周遭的人之前，她本身没有能力在自明性中行动。正如安妮所说的，她经常会"掩饰"，例如通过高声说话或尖声大笑（参见第 158 页）。但是，她只能暂时和不完全地做到。通常她很快也会显得很迷惘，不确定并且最极端的"无能"。人们瞬间就能看出她极端的心不在焉。[1]这时她就会发生最令人惊讶的失误。

这些病人在去取和分类、触摸和串接某些东西时，不确定性导致他们无法完成工作。他们在所有的工作中都表现得极端缓慢、几乎粘滞、类似于癫痫患者。在另一方面，引起了他们在强迫症式的异常缜密性和内向性（也包括他们用于降低工作错误数量的控制）。

安妮不能完成工作，这不仅是外在的，也是内在的，她所丧失的"正是这种精细感，像人们那样去判断，像他们那样完成和搁置事务。""健康人可以阐明一件事，并继续做下去。"健康人有"判断的基础。我总是对一切都茫然……一切都是如此开放。"

---

[1] 我们这里必须转向行为的表达现象学方面。这个方面在较弱的意义上，就相当于瓦尔夫（Wulff）（1960）关于紧张型精神分裂病人所详细描述的东西。

在安妮这样的病人身上发生紊乱的，不是对事物的对象理解。她知道她前面的事。因此，她说："我可以看到事情，如其所是……但就是无法完成它"。事物的存在不属于对象理解。它是上文所说的意义性[1]和因缘。

我们不是任意地、从属地附着于事物之上，而是以没有被充分阐明的方式来推断，就像它们得到了把握一样。尽管所有的理论与实践都受到先验筹划的支持。但是它们的预定参数是怎么显现的呢？我们怎么知道：在什么时候、什么时候，哪种筹划是相符的？当我们说到某种东西时，我们总是对应着一种话语、一种名言存在(它有先验意义)。[2]对象是怎么被把握的？我可用哪种范畴，不可用哪种范畴？健康人通常不会问所有这些问题。

所以，首先不是因为：相应的答案总是已经通过自明性预先给定和调整了。这种自明性不只是支配着我们的日常意识，而且甚至也支配着我们的知识意识。尽管这些问题进一步掩盖了自然意识（因此有关这个问题的答案不能孤立地被考虑），但是这些问题总是秘密地涉及人类的世界和自我遭际的历史变迁。这意味着，对遭遇者的先验建构有它的进程以及时间化方式。对遭遇者的先验建构不只是根植于少数易观察的、在意识中直接可通达的自我积极综合，而是完全主要地根植于"被动发生"

---

[1] 不久前，昆茨（1966）尝试在生命和意向意义内容之间进行区分，而从现象学来看，这种区分是有问题的。后期胡塞尔的理论有了更大的发展，但几乎没有明确地分离被动和主动综合。

[2] 这些以及接下来的陈述，包含着丰富的哲学问题，而我们这里的任务不是探索这些问题。这里涉及的不是对哲学立场的阐释或辩证，而只是展现我们从我们的病人那里所经验到的、本身可以言说的维度。

（passive Genesis）（胡塞尔）。[1]因此，自明性、熟悉的打算、语言和行为的熟悉性，几乎不是我们自己的工作，而是主要地作为一个匿名的、总是已经发生的先验建构（它规定了我们日常生活的轨道）的工作。

健康人在实践生活中几乎不涉及的问题，像安妮这样的病人会强烈地意识到，由此，她不能达到事物、她自己以及他人。她总是致力于制造基础（而健康人致力于假设基础），以便进行具体的生活。

我们举个具体的例子，当安妮受折磨于：在某个场合穿什么样的衣服面料时，她试图理性地、最准确地弄清楚：为什么在特定场合，要选这个面料和颜色，而不是其他的。显然，她不能得到最终的答案。这些不同的过分要求（我们穿什么衣服），总是要经过非常复杂的主体间判断过程，而我们不会充分思考，并且可以全然忽视一些要素（国家规章、时尚、人工质、个人回忆等）。这样的事对安妮来说是一个问题。

安妮所指的"精细感"（Feingefühl）或在其他场合她所使用的"世界感"（Weltgefühl）[2]，在最狭义的意义上与思想史传统相联系。伽达默尔用另外不同的词"Gemeinsinn"、"sensus communis"、"common sense"、"bon sens"来讨论过这同样细微的意义。这些术语直接揭示了自然自明性的主体间建构（我们在最后一节 D 标题下进行了阐释）。我们还可以考虑到

107

---

① 胡塞尔在《笛卡尔式的沉思》第 38 节区分了主动和被动发生。主动发生清晰地包括了自我，而被动发生是一种不需要自我的积极参与而发生的意义联系，而且事物在感觉构成中具有先于构成的特征。（参见 Dermot Moran and Joseph Cohen, *The Husserl Dictionary*, London/New York：Continuum，2012，p.28.）
② 在这种联系中，木村敏（1969）有关日语"ki"的解释是值得注意的。

帕斯卡尔（Blaise Pascal）的"esprit de finesse"通常被译为"Feingefühl"。还有"raison du coeur"（心之理性）①。教育程度不高的病人不知道这些思想史背景。尽管如此，她根据自然自明性失落的经验，最准确地描述了几个世界以来伟大思想家们的概念。

人们当然会怀疑我们这里所看到的基本意义。似乎病人只是缺乏特定的"感觉"、判断力，而健康人也只是在不同的程度上掌握这种"感觉"，并且最终过高估计它。这是否意味着：这种"感觉"具有先验的相关性？病人自己在一定程度上回答了这个问题。当有一天她精力充沛时，她非常具体地阐释了她所指的意思，而不是像平常那样的失落；她回忆道：

"它是可笑的东西，它总是在之前（vor dem）就存在了（医生向她提问的是之前）。很多人不善于穿衣，而且也知道他们没有品味，但他们没有紊乱。（在我这里）它存在于我所丧失的东西当中！……情况大概是这样的，人们只是在生活中感觉到了这种必要性！然后人们就拥有了它。然后人人就能够协调（所有他们所不确切知道的东西）。然后一切都不再取决于它。然后人们就能创造出与其他东西的联系，以及一个作为一切东西源头的领域。然后人们就熟悉了。然后，它就是自然和自明的。（怀疑：）如果没有它，人们就不能生活。人们事实上就过不了关！"

根据上述陈述（它们可以让人想起本书的目的），我们在这里只是选出"之前"的东西。当人们谈及"先验"和先验建

---

① 斯特里尼（Stierlin）（1969，第74页）就这里所指的病人说道："心之理性（les raisons du coeur）不会成为理性之理性（les raisons de la raison）。"

构的联系时，我们所指的就是用这些话所表达的东西。病人本
身清晰意识到的东西，涉及自然意识中的陌生经验维度。这源
于病人反复宣称的迷惘惊讶（"如此的可笑"）。隐藏在自然
意识中的判断力之先验基础，在这里出现了。它最紧密地与能 108
够（Seinlassenkönnen）相联系："这应该简单地就能达到！这
本来就是这样的。我必须像健康人那样如此简单。"安妮说。
或者说："我不信任情境，因为我感觉不到情境。我感觉不到
必然性。人们可以：我却没有感觉。我必须这样地补偿思想……"；
正如她所说的，悄悄地通过人为、理性的桥梁。当她不能这样
做时，她就陷入了精神错乱的浮躁和自然冲动。

安妮与健康人相反，对于所有遭际的事，总是首先要创造
遭际能力的前提。先验执行（transzendentale Leistung）（它在
健康人那里属于前意识的"被动发生过程"），意味着巨大的
力量支出。因此，她说："一切都让人烦恼。"让她纠结的是，
在自然此在理解看来是微不足道的事情，而不是健康人认为是
负担的事情。使安妮负担过重的是：最日常的要求。这些要求
就是理解一些新的东西、随便做点什么事情或只是一起参与一
些事情。

"当我们应该一起从事一项工作时，我不能坚持很长时间。
我干不了。例如清洗：困难在那里——对我来说的困难是，我
该怎么说呢？我不能用自明性来做事。自明性不知何故疏远了
我。于是我必须强迫自己。这时我感到精疲力尽。这让我如此
费力。工作就是这样的。当我刺绣时：我只是进行着工作（事
情只是这样），并且我不能完全在工作当中。当我没有体力、
没有力气时，我就消沉下去了。（最让人怀疑的是：）于是我

就不能工作了。（这时她不仅是指所有特殊的活动，而且完全指进一步的存在。）"

因此，病人必须在通常的努力之外，付出完全不同的力量消耗。我们的注意力放在特定努力或超负荷程式[1]中，而这是健康人不能或者说几乎不能意识到的。我们是说：这种"执行"具有先验特征，因此与此相关的力量付出首先已经投入于基础准备上，而且健康人总是已经或多或少地操控着这些力量付出，以便展开他们的力量或获得印象。"先验执行"的概念，指的不是反思性理论思索，而是纯粹描述地展现了这样的执行维度——病人认为它的停止是"如此可笑的"。由于"先验"这个词可能会让人产生误解，所以要使用其他的表达。但直到现在，我们还是没有找到更好的表达。

安妮像其他病人一样，总是表现得好像她的躯体执行力与先验执行力之间存在着某种联系，好像躯体力量储存可以在某种程度上弥补超越执行缺乏，但是这种方式也造成了特殊的负担。这解释了：在潜行性精神分裂进程和残余性精神分裂（Residuen）［所谓的缺损状态（Defekzuständen）］中，据称是完全"非特殊性的"衰弱（Asthenien）。

实际上，这种假设几乎不是完全从一个病人的陈述那里得到支持的。如果我们也没有从其他病人那里得到相似的报告，那么对这种假设作用的怀疑完全是合适的。只是人们必须用很大的耐心去倾听病人经常只是顺带提及的东西。因为在我们日常语言中完成的概念，不能用于这里所必须的区分，所以人们

---

[1] 参见拜耶（1961）。

对病人也会有进一步的期待。因此我们有必要字斟句酌地对待病人所说的话，而且总是要比通常更多地严肃对待病人所说的话。我们首先必须重视这些话所表达的精细差别。

维尔海姆（Wilhelm G.），一个 20 岁的化学专业学生，处于渐进的精神分裂体验变迁中，没有妄想，自 10 年多来就表现出实际的不变状态。他报告说：他总是尝试去工作，但不再能工作：

"我已经想工作了，但我总是做的精疲力尽，并变得分裂……我完全是开放的。我在工作中耗尽了心力。工作很难。我发现自己透支了。例如我劈了两天的木头：然后我就干不下去了，然后我陷入了（同时有生理条件的）匆忙和不安。"

我们在我们的很多精神分裂病人身上看到了躁动、匆忙和不安。在一些温和的进程中，这些状态显著地长期存在。这些状态的规模完全以工作能力为条件［在我们的病人这里，如帕特里克（Patrik S.）和彼得（Peter K.）］。在精神病理学上，这些症状代表了紧张的、驱动力紊乱的缩小形式。

对于他的执行力，维尔海姆说到了"亏空"（Unterbilanz）："我不想有亏空。因为背后肯定有东西，不只是躯体，还有断言，不是这种亏空。当我有真正的生活时，我自己迈向了工作，开始了行动。当（物理的、心灵的或道德上的）生活没有了的时候，那就结束了。"

当维尔海姆以这种方式来说"亏空"（Unterbilanz）时，显然它涉及的不是一种结果，正如健康人在生活中可以拒绝那样。世界关联的特征，既不是执行的结果，也不是执行特征的结果，而是先验出发点的结果。

110

正如在安妮那里一样，在维尔海姆这里，这种基本变异的近身体性（Leibnähe）是不能忽视的："当一个人封闭时，只有肉体损耗着。这会导致肉体的物质丧失。"另一个病人，海尔穆特认为他精神分裂的裸露性和无防御性，是由典型的青春型风格引起的："因为我的疾病使我丧失了一些共同概念，所以我总是手无寸铁地面对着事实。"他把概念否定直接体验为了身体否定。我们的解释是：当先验执行失灵时，从人的此在到他的身体性，都交付给了他所遭遇的东西。真正的回答（Entgegnung）是不可能的。作为对象世界参考之基础的、解决和对应能力的转换关系，就被破坏了。

维尔海姆说："当我意识到自己在看某种东西时，同时又说不出来，这是可怕的。这就像一个假象。空的。这就是没有联系。"他必须持续地留神，以便"在与环境的距离丧失中不会撞上去。"他就像"短路"一样。"不知何故地与我发生摩擦和碰撞的，都是正面。"维尔海姆总是不厌其烦地重新说明，他丧失了某种之间（Zwischen）。这种之间在健康人那里，就像绳索一样制造了与世界的联系，并且在另一方面保证了必要的距离。"当我与外在世界隔绝时，可以说在被流放时，我会感觉好些。我非常受制于外在世界印象。"

病人维尔海姆比较了他所经历的这种变化、颠倒进程：在这种进程中，最内在的东西转向了外部："当我干活时（abgewirtschaftet）（非常有意义），你们就在对立面上。精神分裂就像我从外面套上一个纸板箱。"这种世界关系的结构发生了凹陷，在同样的陈述中，涉及的不是被读到的、想到的或真实的东西，而是尝试在比较中对自己的在世界中存在的直接体验变异进行表达。存在由此得到探寻。因此，在所有的世界遭遇中，都没有调解。自我行为能力的自发性以及感觉的接受性都是如此。病人不精疲力竭就无法走出来，也无法看到真实，他就无保护地暴露着。两者都发生了紊乱。

安妮和维尔海姆一样，总是确认：她比别人"更多地受制于"事物。我们从许多青春型精神分裂病人那里听到类似的东西。（例如：彼得说："每个响声都催逼着我裸露的神经。"）同样的观察不是新的。对"精神分裂的防御失灵性"的相似观察，也见于德莱福特（van der Drift）（1960）和伯克哈特（1962）。但问题在于：被描述的不只是病因学，还有其现象学结构。这些病人所说的"开放性"（Offenheit）是什么呢？

安妮有时经验到了开放存在（Offensein），而其他病人只是猜测到了它。因此，人们总是一再听到："印象总是让人如此痛苦"。"印象"这个词经常被使用："开始，当我如此痛苦时，我总是发问（……）。我丧失的是事物感，例如疾病、痛苦概念；但不只是痛苦的概念，还有：快乐、健康、长寿等。这些概念让我感到痛苦，直到它们溶化了我。"

因此，最不同的印象、问题、怀疑、未被同化的概念，被经验为对身体完整性的真正侵犯，并且直接涉及健康状态[1]："健康人完全不考虑这种可能性：一种情感或问题也可能是令人痛苦的。健康人就像一个人那样，像一个成年人得到的

112

---

[1] 它们也直接（在何种矩阵中？）留下了印迹。它们如此长久地与健康状态相关，直到产生健康状态。这种"产生"显然指的不是理智的印象、问题、怀疑等的加工，而是对生活实践的展示。因此，这种"产生"涉及的是其本身和世界展示功能。

教育那样，完全不思考他的反应，因此不思考人的本质和价值。"

其实，安妮的意思是：所有这些问题应该在很早时候、在她仍然是一个小孩子时就出现了。（她在问题年龄时，是否较少被提问：）"我甚至十分相信！"随着年龄的增长，这些问题不是变少了，而总只是变得更多了。当她在家里时，她也不能做事："一切都总是让我感到痛苦，而不是让我接受或者说让我长大。"

后来，安妮说："现在真的只是这样：我感到如此痛苦……联系、情感（人们拥有与他人一样的情感，因此是一种世界情感），没有了……我完全不能做事了。现在有些东西要重新来了。但是当我在商店看到那么多人时，我感到如此痛苦，或者说：当我应该迅速与人在一起时，我也会感到非常痛苦。我一个人时，我可以做得很快（客观上，这完全是难以确定的）：我不能做事了，例如做家务。但是当我应该考虑到他人时，这也是由此出发的印象！这让人很痛苦。"①

更明白地来说，在基本精神分裂精神错乱中，一个人的身体－灵魂－精神整体的崩塌是很难表达的。这种崩塌的发生显然是如此的底层、直截了当的身体化，正如对健康人来说，能理解和体会的当下化几乎是不可能的。对这些体验的身体性观察，具有特殊的意义。开放性或安妮所说的"痛苦"（Wundsein），事实上必须被看作是身体性的变异；这种身体性（正如在现象学文献中

---

① 这些陈述已经揭示了对他人关系的改变（我们将在本章最后一节解释这种改变）。这种非常特殊的纠缠着我们病人的、对考虑到他人的要求，可以被看作是这种维度中的一种提示：在这种维度中，对世界建构基础的关系发生了改变。

所阐述的），不是自然科学理解的躯体，而是人类存在的结构（萨 113
特）。世界关系的变异，同时总是意味着作为肉身化主观性（查特）
的、被体验到的、附着于世界之身体的变异。当我们问及在世界
中存在或世界性的先验建构时，总是要考虑到身体。

2. 时间化（Die Zeitigung）

　　当我们在这里致力于以我们的病人为例，思考青春型精
神分裂此在的时间现象学问题时，首先必须要弄清：涉及的
不是主观时间体验。我们涉及的其实是此在的时间建构（die
zeitliche Konstituion des Daseins）。对于这种思考方式的方法
论前提以及对精神分裂之下"时间"主题的特殊探索，我们参考
了闵可夫斯基（Eugene Minkowski）、费希尔（Fr. Fischer）、
宾斯旺格、斯特劳斯、葛布萨特尔、斯道希、贝奇勒（B.
O. Baechler），以及更近的文献：扬扎雷克、梅耶、比斯特
（W. Bister）、范·德·霍斯特－奥斯特胡斯（van der Horst-
Oosterhuis）、丘姆皮（Luc Ciompi）等。

　　安妮抱怨道，每个早上来到时，她"总是感到一切都不一
样了。"对于"到底什么不一样了"这个问题，她没有合适的
答案；其实在她摆脱窘境后，她说到："生活，义务，人……"，
但这些词还是没有充分表达出她想表达的东西。变得不一样的
不是单个的事物（它们在过去日子里的所有细节仍然能够被回
忆起来），而是所有事物处于其中的框架。让安妮痛苦的显然
是向后连续性的缺乏，而且这是一种特殊的缺乏。这里涉及的
不是与对象化时间进程的关联、狭义的记忆紊乱；发生变异的

其实是在更深层次上的、对于过去的关系。①

114　　与此同时，安妮抱怨道，她不能与昨天建立联系，她说："在家里，我和昨天的事物没有关系。我突然处在了中间。"这里明显是一种对于过去的特殊编排；在这种编排中，安妮显然不能在根本上分辨：与刚才所说、与昨天或与儿童时期的联系，是否中断了。向后的不连续性完全是一样的。这涉及与过去的关联，更准确地说：与源头和过去的关联。存在丧失了何所出（Woheraus）。这种何所出本身不能在量化的时间维度中得到确定，而是要在质的本质中得到确定。更准确地说，这种何所出不"在"时间中，而是作为此在时间化的要素"横跨"时间序列。② 这里要解释一下。

　　为了解释这一点，我们必须回到上文（第 107 页）已经阐释过的"之前"（vor dem）。安妮总是沉浸在之前当中，并且通常与"如此可笑的"情绪相联系。有时候当人们反驳她持续的必须发问（Fragenmüssen）时：问题性（Fraglichkeit）在任何地方和任何时候有没有曾经停止过，她对于一些事物有没有简单地就"像真的、存在的那样"去感觉时，安妮回答说：她已经理解了这种必须发问，但在她这里，这种必须发问是不一

---

① 由此产生的结果，有时甚至完全相当于最终的记忆紊乱。这里可能会发生混淆。以下一位年轻的青春型精神分裂病人（H. W.）的陈述表明了这一点："让我痛苦的是记忆丧失或类似的东西：很多概念突然让我感到如此陌生。我首先必须重新开始习惯。这些概念以新的面目出现，尽管如此，我不是全然遗忘了它们。只是它们令我如此地不习惯。"除了这种类似性，这些话当然同时表明了（青春型精神分裂）与所有以大脑组织为条件的记忆紊乱之间的深刻区别，然而在其他病人那里（首先是后期阶段），这种区别变得模糊了。

② 席尔德（1942，第 217 页）就已经说道："精神分裂病人的回忆，丧失了对时间经验的内在关系。"

样的："我的问题和其他人的不一样，而我所需要的东西都在过去。"在她遇到的所有问题中，她首先不知道这些问题存在的原因。安妮说出了她在挑衣服时碰到的困难。她不知道：现在什么款式的衣服是合适的；人们知道什么是合适的衣服，这不是特殊的问题。"但是以前有正确的关系，它是好的：我丧失了。我完全不知道怎么开始。""当有新的东西来到时，我总会感到有困难"。缺失的向后关联，同时否决了向前的起点。对于每个活动、每个经验，安妮都需要特别的开始（Anlauf）；一种我们总是已经拥有的开始，因此这种开始对我们来说不是要承担的任务，而且尽管它几乎不会被意识到，但它已经存在。这种开始的特点是什么？之前和之后有什么特点？

因此，我们追问时间建构，特别是作为自然自明性、健康习惯性之关联的日常性时间意义。《存在与时间》（第 69 节 u，第 71 节及以下，第 370 页及以下）中的这个问题在今天仍不过时。在海德格尔看来，日常性意味着怎样，此在按照怎样"生活在日子里。"这涉及"千篇一律，习惯，像昨天、今天及明日一样，通常。"除此之外，当我们在"存在决心"（existentieller Entschlossenheit）中以日常为后盾时，安妮就已经（至少部分地）取消了我们的此在本身所承载的所有东西。当安妮抱怨说，"我是如此难以停留在事实性中。每天我都必须重新开始，完全是新的"时候，这表明：她丧失了"像昨天、今天及明天"一样的东西。而且安妮知道：同样的在事实性中的停留，即日常此在的事实性，受到了威胁。如果没有昨天的统一性，她就失去了一切运行的基础①、框架。

① 斯特林和沃克尔（Völkel）（1963）根据他们的概念，说到了"对早期价值评价和价值追求之思考残留的储备"。

她总是感到自己"处在另一个世界中"，但又不能正确地描述这另外的世界。它不是真实的世界。病人由于这种时间变异，由我们共同的世界，调换到了一个自己的世界中：但这个她自己的世界也没有多少具体的内容。这种此在的延续性要素，"活在他的日子里、他的时间次序里"（海德格尔）是震颤性的，并且已经意味着世界之世界性的变异。

安妮总是抱怨："我很难保持一贯。"其他病人也有这样的表达，但是他们明显没有说出来的共同性被忽视了。作为关注具体症状诊断的精神医师，我们不太能入手。然而，要注意安妮所说出的如此简单的句子。这个信仰（经验有确定的连续，尽管有表面上的不连续性）动摇了。这涉及时间延续性，自我身份中的何种本质要素是最切近的呢？在健康人身上，这种经验－形成（Erfahren-Werden）完全是自己从经验－做成（Erfahrungen-Machen）中产生的。分离是自愿的。但在像安妮这样的病人这里，两者是分裂的，并且虽然不仅是在我们眼中，而且也是在他们自己的体验中。在这里，为了处理完全不同的时间结构，首先要明确这种经验构造的病理紊乱。

我们已经看到，自然自明性的失落导致：对安妮来说，事物不在她的如此（Bewenden）中了。海德格尔比较喜欢这种直接的言说方式，因为这可以表达出重要的前意向世界关系。"让它如此（Bewendenlassen）、解除因缘整体性的存在者（das Seiendes auf Bewandtnisganzheit freigibt），必须在解除的地方，以某种方式展开自身。"这种展开方式就是空间，而它使得与日常事物的可理解交互得以可能。我为了可以从事于一件事，必须让它进去和出来的向我显现，就好像自明地一样。这种何所出涉及整个特殊的、已经的（Je-schon）过去关联，并承载着让它如此。海德格尔（1927，第 85 页）写道："这种向着因缘开放的已经让它如此（Je-schon-haben-bewenden-lassen）是一种先验完美（apriorisches Perfect），而它本身描述了此在的存在方式。"我们可以直接从安妮的陈述中推断出：在她这里，这种先验完美[①]不再发挥作用，而这直接可以从她的陈述中推断出来。这不仅揭示了她对于"之前"和"事先"所说的（第 107，114 页），而且说明了（她总是一再强调的）人们"有"自明性（即健康人"有"，而她没有）。这种"有"同时包括了一种被动和时间上完美的意义。对事物的自明性关系（人们简单地拥有的东西），意味着向后和自有（Selbstbesitz）的连续性[②]。

　　我们从"之前"等的意义推测出：在安妮那里被观察到的变异可以被理解为先验（或超越）的变异。较少被引证的是在"先验"意义上看这种（时间上和逻辑上）"之前"（Vorher）的双重意义。胡勒曼（1965）正确地说："青春型精神分裂的存在是从前的"。这意味着：这些病人不能简单地放弃所有这里和现在 - 存在的先验（即从前）（以便按照这种方式成长、形成、进入到未来），而是仿佛要停留在"从前"里。先验特征应该承载的东西，本身是主题性的、生命主题的，并由此以特定方式获得后天特征。这样的结果就是与健康人的时间动态相反的、

---

① 法国现象学家们说到了"已存在"（etre ete）。在先验完美的修正中，寻找对于妄想体验之此在时间变异来说的本质要素，这在更早的工作（1958，1962，1965b，c，1968）中已经得到了多重的阐释。

② 在施特兰德（R. Schottlaender）看来，合适的自我信任源于"心灵的一致及其共自身存在（Mitsicheingewesensein），而且在这种存在中，未来的先做就以过去性经验为基础"。

117

青春型精神分裂的"静态原则"（胡勒曼）。同样缺失的是时间中的界限，（正如之前的部分没有了界限一样），即一种未完成性在（类空间的）世界关系中得到了突出："边界在于：它就在成长中。"安妮说：边界就在时间中，这同时意味着：在有限性中寻找它的位置。这是像安妮这样的病人出毛病的地方。她的自杀冲动不只源自痛苦过度，还可以被理解为是源于此在有限和强烈的强迫意念（Herbeizwingenwollen）。

当这里谈到先验与后验关系的变异时，必须考虑到：对非常不同的先验性阶段做出超越的解释。这里考虑的仅仅是具体的、定额的先验（胡塞尔）、何种人类此在的在世界中存在得到了规定。这不是形式逻辑，而是生活世界先验。然而，生活世界先验（以迄今为止仍然没有得到充分阐释的方式）同时意味着生活历史先验。（Husserl，1929，第 221 段，第 257 页）

安妮抱怨说："我总是困在了每个兄弟姐妹和妈妈会轻易忽略的问题上（例如：为什么人们这么做，而不是那么做）。因此，我无法回忆起：我的妈妈什么时候告诉过我。当她现在再提起时，我无法充分利用。这涉及过去曾说过的事"（当她还是小孩子时）。"我知道那样，正如我必须做。这对我没有帮助。但当我回忆，过去是怎么样的，之前说过什么时，我无法满意……到目前为止，我都不行。现在当我再次回忆一些事时，我要多休息一下。"

这些陈述是具体的，此在的时间只是很难进入分裂的生活史问题中，对于这一点我们在我们的问题框架中已经意识到了[1]。

---

① 这种理论认为：各自瞬间的、在世界中存在的先验，是一种对个人此在之生活历史发生的浓缩或沉淀（胡塞尔）。因此，现象学和心理学解释可以相互作用；同时，此在分析的精神疗法可以发挥作用。

重要的是，被改变的过去坐标不是孤立的。海德格尔（1927，第353页）说："对何所用（Wozu）的理解，即对因缘之何所缘（Wobei）的理解，具有预备的时间化结构；同时，因缘之何所用（Womit）必须得到保持。"由于对何所用的不理解，安妮遇到了大量让她痛苦的问题，而这些问题最终浓缩为了一个问题："这导致了所有"。预备（即此在日常性的未来坐标）同时被划分为：它在"总是已经"的"保持"中的过去坐标。当我理解了让过去存在时，我就只是打开了我身上的未来，而当我为了未来来敞开时，我就可以只是让它们存在。如果上述两者都不可能，那么现在就不能维持。① "有所准备的现在，构成了熟悉，因此作为共在的此在就通晓了开放的世界。"（Heidegger，1927，第354页）通晓（Sichauskennen）在这里不仅孤立地破裂了（正如在健康人那里它是向前），而且是全面地破裂了。过去和未来的取消，是青春型精神分裂束手无策的时间结构特征；它不同于经常被关注的妄想心境（Wahnstimmung）[宾斯旺格描述为"紧急（urgence）"]的时间结构（无疑表明了相反的时间模式：类似于过去和未来的自我－交错－推动）。根据基斯克的特别提示，精神分裂的束手无策不同于突然袭来的妄想心境（在完全不同的意义上，由外可观察到的临床进程维度），而且精神分裂的束手无策其实有这样的倾向：包括不确定的时间延续。这里要说的是：在此在的时间化和客观可把握的时间进程之间的联系（正如医师所看到的），仍然是不明确的。

119

---

① 最终这不仅涉及向后的非连续性，而且直截了当地涉及木村敏针对人格解体经验所提出并详细分析过的非连续性。

3. 自我构造：自然自明性和自立

自然自明性的失落，不仅涉及外部世界中的遭遇者，首先还涉及自我。因此，我们追问了自我或我的构造问题①。自然自明性的失落与我们在青春型精神分裂病人那里观察到的自立缺乏之间，有什么联系呢？在宾斯旺格（1965，第 21 页）看来，"非现身情态（Unbefindlichkeit）……同时意味着难以找到自我（Sich-nicht-finden）"②。此在的时间问题（不能成熟、成长、经验和自我持续）就是这样的。

本书的框架不可能包罗有关自我－精神病理学的广阔文献。我们没有阐释新的概念，而只是接受了新的概念。在自我－精神病理学的领域中，心理动力学研究［费德，哈特曼，贝里斯（Beres），艾里克森（Erikson），塞希海耶（Sechehaye），本尼迪特，斯特里尼，贝拉克（Bellak），吕伯（Loeb），普伦（Pohlen），等等］和现象学研究（胡塞尔，德鲁，布洛克曼，等等）之间的相互促进是特别值得追求的。就青春型精神分裂中的自我问题而言，除了过去海克尔、卡尔鲍姆、昆克尔、恩斯特·克雷奇默（Ernst Kretschmer）、克雷奇默等的工作，首先要参考基斯克、苏沃尔德－斯特罗策尔（L. Süllwold-Strötzel）、布劳特甘姆、胡勒曼以及克林格勒（R. Klingler）

---

① 在这里，自我或我在术语上不相区分。

② 但是我们的分析与宾斯旺格不同：难以找到自我，绝不是在妄想生活意义上的"如阴森森（Umheimlichkeit）一样"，而是处于精神病理学仍然较少关注的前意义妄想、前妄想的"非现身情态"领域中。

的前沿研究。接下来，我们将尽可能地接近探索材料，以便在 120
理论补充以外遵循具体的临床经验。

对于周围的人来说，安妮的改变始于她的抱怨：她"不能做人"，缺乏能够去坚持等等的必要"成熟"。她的意思是："我不知道我该怎么让自己经历过程。我不满意……我看起来该长大了……在工作治疗和医院里独立地工作，我做不到。这是一种折磨。我需要指导。"最好的情况是，当她整天从早到晚都与母亲在一起并同睡时："更重要的是，我能够活着并且没有死去。"简而言之，她表现出了大幅退化的图景，而这正是青春型精神分裂过程的特征。

总是折磨她的问题（为了这个问题，她也一整天不和别人说话，回到床上，直到她能在纸上把问题写出来）是这样的："这个年轻人（即她自己）怎么了，她在 21 岁时丧失了双亲，并且不能足够成熟，从而维持自己并靠自己的力量去生活。"[①] "信任完全不能产生。我需要一种支持，一个我可以相信的人。人们可以自明地依靠他的直觉，以及日常性。我不能依靠自己。"

人们看到：在怎么样的亲密联系中，日常生活的、承载性的自明性和自身的自立被体验到。她的意思是：因为她自身的自我不能提供和保证日常的自明性，并且自明性不是独立在那存在的，所以这种日常的自明性似乎必须本质地从某人那里获得（某人不仅提供依靠，而且本身就是这种依靠）。安妮让她

---

① 在这种理论和抽象强调的问题背后，总是隐藏着主观震颤状态的过度。她所说的问题是：她"活着"，"然而这是现实的问题。仅仅为了少许地继续前进，就必须要有答案。"

的母亲来承担这一角色："此在就是对她的信任"。①因此病人的
121 体验非常类似于婴儿：她直接从食物以及母亲的关照中获得她
生命中的依靠（Halt）。

"通常，最好的事是具有自明性的恰当。然而，我必须如
此努力……一切都是不自然的。我必须如此努力。我去做，但
结果令人失望，因此我需要依靠。""我需要一根绳子，好让
我成为人。"同样，海尔穆特说："我需要依靠他人。这是与
生俱来的吗……？"

这种"依靠"、自立的缺乏，正是青春型精神分裂之本质
变异的构成要素。韦尔希（1940）以及近年来基斯克、布劳特
甘姆、胡勒曼、克林格勒等人的研究结果都证实了我们的经验。
然而，只有一个小群组是如此专门地依赖母亲或母亲的代替者，
如之前的案例或我们的病人拉尔夫（Rolf B.）（他已经 30 岁
了，仍然与母亲保持着无法解除的共生关系），或者说多罗特
（Dorothea D.）（她请求将医生称为"妈妈"）。

这些病人总是以难以解释的方式"独自地"感觉自身并自
立起来（当他们在诊所里得到比其他人更多的关注时，他们也
是这样的）。他们所抱怨的，不是孤独。相反，他们寻求孤独，
以便不暴露在世界中。当对他们提出一些小要求时，他们总是
一定会经验到过度的要求。作为判断、行动和仅仅是存在之出
发点的自我支持（Auf-sich-selbst-Gestelltsein）和自发性不能
指导他们。

折磨这些病人的东西不是经典精神病理学意义上的自我紊

---

① 对作为母亲之母亲的过高信任要求和对作为个体之母亲的实际不信任之间的古
怪不相称，应得到最严苛的批判，而且我们仍然要回到这个不相称上。

乱。他们的行为体验不是已做的、强迫的或被禁止的。他们所不能的只是：由自身出发来创造动机的基础。他们的自我不能提供这样的基础。因此，他们总是说：他们需要依靠。

当安妮把她所缺少的支持称为"后援"（Hinterhalt）时，她给予这个词的是通常（不一致的！）的意义语境。作为"依靠"与"背后"之混合词的"后援"，指的是：来自于背后的依靠。她使用的不是这个词为人所熟知的意义，而是独特和具体化的意义。这不是轻率的故意。让安妮感到痛苦的其实是她语言风格的独特性，并且她知道她有思维紊乱："在家里时，很明显我不能进行全面掌控，因为我必须抓住语言概念。"其实，安妮的抱怨不仅涉及语言和思考风格，而且涉及世界遭际的变异（Abwandlung der Weltbegegnung）。她对她称之为后援的东西的具体理解是如此广泛，以至于她强调：当她的母亲站在她"背后"时，这种依靠是如何有力地帮助了她。从这种直接联系来看，她不仅指的是依靠的转义，而且母亲站在她后面的空间位置，对她来说也是重要的。另一个有助于区分词语空间意义和转义意义的例子［它同时解释了自强和自我同一性缺乏（艾里克森）的独特性］是这样的：她回忆道：在医生的提示下，她很快就能知道：其他人现在应该是什么样的；但是当她离开医生时，"当我必须走我的路时"，她迅速让人大吃一惊，她不能说出其他人现在应该是什么样的，并且她必须反复去觉察其他人现在应该是什么样的。在这里，人们可以去比较有关精神分裂思维紊乱的新近工作［费希（Fish）（1966）及其主要支持者帕尼（R. W. Payne）（1966）］，另外还可以比较塞里斯（Searles）（1965）有关精神分裂错乱之心理治疗过程的具体价值的观点。

人们可以说：正如安妮在她的此在时间化中不能向后（即对于来源与已在）覆盖，所以她在对靠山、"后援"的拟空间体验中也不能向后覆盖。这完全是不同的，因为在"生活世界"的人类学发展框架中，时间和空间的向后或由后有内在的相互联系。[①]"后援"首先是揭示了谁提供了这些"依靠"、提供了什么：匿名的自然自明性（我们已经说了很多了）或者某人（她知道直接同化和保证日常自明性）（母亲、医生或《读者文摘》）。安妮总是不禁产生所有这些可能性。她只知道：她自己不能提供依靠。当她从他人那里寻求依靠时，他人作为人没有被质疑，仅仅是作为安妮所渴求的自然自明性的中介者。基本上，他人和自明性代替了自立（Selbststand）。对安妮来说，他人和自明性二者是紧密联系的。以下这句话可作为证明："越想有自明性，人们就越要自立。"这句话包含的只是对宾斯旺格所说的（非现身情态就是难以找到自我）正面回应。

他人和自明性二者也明显地处于特定关系中。人们可以尝试追溯到其他东西，即基于自立、自强（Ich-Stärke）缺乏的自明性失落，或者反过来说，基于原初给予自然自明性（如上述引文所述，它是人类自明性健康发育的基础）缺乏的自我－虚弱（Ich-Schwäche）。自明性失落与自我－虚弱二者互为基础。

---

① 这已经揭示了相应副词的双重意义。这里涉及的不是基本的语言现象，而是作为语言源头的生活世界定向。在生活世界中，空间与时间在一定程度上是可以转换的。［这个事态没有违反沃尔夫（B.L. Whorf）的语言相对视角，而是得到了它的阐释。］另外，布洛克曼和穆勒－苏尔（1964）也支持了这个事态：在结构人类学的框架中，"时间与空间要素是不可分的"。

这涉及基本信任[①]与自我同一性（Ich-Identität）（艾里克森）的关系。人们会问：在基本自明性的前个体、前自我发育中，由自我到自立健康发展的前提和基础是否是在较晚时间点上得到的（在这个时间点，它部分地承担了功能），或者说病人在她自立中只是持续地受到了苛求，因为她的自我在能根本地掌控任务之前，首先必须在"先验执行"的意义上，预备它本身应该已经立足于并且消耗的基础。这就是在现象学讨论框架中完全没有得到回答的问题，因为它们是发生学问题。

　　然而，现象学思考已经表明：参考答案不能令人满意。自然自明性与自立是辩证地相互联系的。本身存在和自身存在是相互补充的。自立者的自我规定，源于所有由本身出现和据本身来理解之东西的匿名海洋，同时相互联系。它们的关系必然是后者由前者中解放出来的关系，并且反之不然，就一个人的自立以及每个由此产生的自明是新的自明性的基础而言。因此，在自明性和自立之间的关系，即使不是等同的，也是相互的。自立性（Selbständigkeit）以自明性为基础，并与之同时升起（在黑格尔的三重意义上）。自然自明性在回退中建构了自立性的基础。辩证的因素在于：没有自然自明性的断裂，就没有自我自立性的空间，另一方面，在这种断裂太大时，自立也就没有了它可以生长的土壤；因此，这种自立性似乎就会过早受到挑战和消耗。由此获得的自立就在它就位的地方获得信任。这些

124

---

① 　普朗特（Plant）（1937）说到了相当于"归属感"的"最基本的安全"。在斯坦恩那里有"基本安全"术语。特伦巴赫（Tellenbach）（1968，第49页）说道：信任是"伟大的判断；没有信任，人就无法展开"。施特兰德探讨了：人们是否使用了共同给予的信任盈余，正如他根据盖伦（Arnold Gehlen）用基本驱动力盈余所表明的。恰当的自我信任，源自于对不可反思性的恰当反思关系。

理论思考不是由外获得的，而是依据对其他病人的探索材料和经验而获得的。[①]这些理论思考类似于发展心理学理论——它们在历史上可以追溯到海克尔，在当代则得到了艾里克森、本尼迪特、库伦坎普夫、布劳特甘姆、胡勒曼等人的发展。

125　　　有关自我虚弱或自我病（Egopathie）的不同理论，在当今的心理动力精神分裂研究中发挥着重要的作用。基斯克（1964）为了发展疾病分类学而探索了这种思想，而他把（只会暂时导致明确的精神分裂症候群的）自我病区别于过程消失的核心精神分裂（Kernschizopherenie）和小群组。"自我病"所揭示的是：在多重进程和横切面图景中，在自我结构敏感性中的现象学和心理动力学的共性。这种见解可以通过在基本此在执行中的自然自明性缺乏与自我虚弱之间的关系研究来得到深化，而这种

———————

① 　在我们的 153 位青春型精神分裂病中，78 位有前精神病的自我虚弱（自我构造能力的缺乏）的明显症状。18 位有极端的人格发展迟缓；97 位有轻微的人格发展迟缓。57 位病人（他们中只有部分是同样的疾病）有相对好的进程（至少5 年没有再次住院）；德莱福斯的后续观察发现：36 位病人有"基本的"自我虚弱。这符合其他学者的观察；参见基斯克、苏沃尔德－斯特罗策尔、布劳特甘姆、胡勒曼和克林格勒。实际上，用统计学来理解"基本自我虚弱"是有问题的。首先，没有可信赖的自我虚弱标准（根据 Bellak，1969），另外，根据我们的印象和主观尺度，不同的调查数据只能进行近似的比较。其次要考虑的是：在青春型精神分裂中，在基本体验强度（其于作为他人的"他人"）与能或无能（这种他有助于相应的自我发展和社会适应）之间的关系，经常起着决定性的作用。因此，频繁的过度调整可以被看作是基本自我虚弱的直接表达。这种过度调整也代表了对基本他在的过度补偿，或者说是放弃对之前过度要求任务的自我发展能力的表达，因此也只是相对自我虚弱的表达。据此来看，后期青春型精神分裂之前精神病人格的不同类型［克雷佩林（Kraepelin）、布劳勒（Bleuler）、昆克尔（Künkel）、克林格勒（1967）］，例如：自闭症、内倾型自我不确定、敏感、不合群、过度调整等，从一种角度来理解，即从基本他性、坦白或裸露（参见第 109 页及以下、148 页及以下），以及相对自我发展虚弱和统计因素之间的相互关系来理解；差异要比迄今为止所认为的要大。

关系研究最有可能地是通过建构现象学与心理动力学研究之间相互补充来达到的。

　　这种自我虚弱的特点是什么呢？在这里，它是否只与自我信任的缺乏有关呢？让我们来听听安妮是怎么说的吧。对于这个问题，她回答说："无论如何不是很多。但这个不是自我信任的缺乏。我觉得在他人那里受阻了。但这是一种非常着重于自然阻碍的紊乱。"由此，这个病人揭示了一种微妙但又重要的区别（对其他病人也有参考价值，而他们不能以这种方式来表达）。安妮把自我发展（Selbstentfaltung）的"自然"受阻与"不自然"紊乱相区别，这表明：在这种表达后面的自我不确定、自我信任缺乏等（我们不但在神经症的、精神衰弱的病人那里，而且在精神分裂病人这里听到它们）完全是不一样的。病人的陈述本身拒绝我们简单地满足于自我无价值感、弱价值情结等。自我的建构虽然是人类此在的熟悉，但仍然插入了完全未解之谜，并且虽然不只是实际的形成，而是现象学结构所涉及的东西。

　　我们这里所遇到的差别，是自然的或经验的（natürlichen oder empirischem Selbst）与先验的自我（transzendentalem Selbst）❶之间的差别。费尔德曼（Feldmann）（1958）就已经提出了精神病理－现象学结构的重要分析。布洛克曼和穆勒－苏尔（1964）

❶ 在胡塞尔看来，先验自我是原初的、第一性的、起构成性作用的自我；自然自我是第二性的，并且它作为世界中的一个对象，是一个被构成和被客体化了的实体。自然自我就是心理学所面对和研究的对象，而它就和物理对象一样。我们不能通过自然自我而达到对主体性的充分理解。自然自我仍然处于主客二元对立之中，而只有先验自我才克服了主客体的二元结构。因为先验自我是世界的建构者，主客都只是先验自我的建构对象。另外，只有在方法论上摆脱自然主义和实证主义的态度，转向从第一人称的视角，并聚集于主体性中的直接给予，才能达到先验自我。——译者

如此深远地指出：在正确认识这种区别时，精神分裂问题就是"自我领域中的建构问题"。这种差别在精神病理上意味着什么呢？自然自我是不一样的，它趋向于更大或更小的自我发展等。这里涉及的不是胡塞尔意义上的自然自我的先验建构。不同的自我要求（Selbstansprüche）以不同的先验筹划为基础。在先验筹划不能得到很多自我支持时，在我把自我当作一个相对不足或缺乏价值的主体时，这种筹划（Entwurf）本身就被当作稳定的东西和基础。筹划的不可靠感（Verunsicherung）不同于属于特定自我筹划的不确定性（Unsicherheit）。这表明，筹划的不可靠感，也不同于通常心理意义上的自我不可靠感。

换言之，这是有差别的：某人是否或多或少地能够发挥，或者说这种发挥对他来说或多或少地有用。就自我信任来说，同样要区分：在自我信任这个词的通常意义上所讲的自我信任缺乏和不信任自己；但这不是说某人不相信自己。这也不涉及经验自我或自然自我，而是涉及作为先验基础的自我。

自然和先验自我、被筹划的（entworfenem）自我和筹划的（entwerfendem）自我之间的关系是不容易确定的。这两种自我，既是同一个东西，又不是同一个东西；这是一个在布洛克曼（1963）里得到详细讨论的问题。在某些方面，这两种自我是同一个东西的不同方面；而在另一方面，它们又不是同一个东西的不同方面。形象地来说：我们按照胡塞尔的现象学分析，使用了沉淀图景（它表现了经验自我）中"发源于"执行生命的持续"流溢"（Abfließen）或"熔结"（Absintern）（来表示这两种自我之间的关系）。只要人们活着，源头和凝固产物就不能区分——除了通过巨大的遗忘，通过自然"世界生命"和"世界化"意识忘记它的起源；但源头和凝固产物也不能同时发生。起支配作用的是某种平行性，但这不是刚性的。在先验和经验自我之间的关系，不只是要作为一种整个动力学的持续过程事件来思考，而且要尽可能地来直观。自然自我的动摇同样也不意味着先验自我的动摇。反过来说：先验自我的动摇也不需要导致经验自我意识的动摇。我们知道足够的妄想型精神分裂，以及青春型精神分裂，它们带有强烈的自我确定（Selbstsicherheit），即表现出来的不是虚弱，而是增强自我意识。这些病人的基本错乱不是自然自我，而且先验自我，或者说，自然自我与先验自我之间的关系，而那些已被阐明的妄想症病人，在这里应该被作为非妄想的精神分裂病人。

　　在精神分裂中，更确切地说是青春型精神分裂虚弱中（hebephrenen Asthenie）（参见第 109 页及以下），涉及的不是朴素的主动性丧失（Initiativeverlust），正如它作为神经病决定虚弱或完全不同的、在脑组织前冲动虚弱中，为人所知的那样。①我们的病人不能展开工作："我完全可以做些什么，但我让人失望。"安妮可以根据自己的冲动来行事，但缺乏决断（Entscheidend），尽管她直接从自我出发，并且不是按照其他某人的命令来做。他人不能让她信服，而是带给她对"源头"的失望。"当我在学习自然自我假设时，我失望了。"不是这么一回事，正如我们从其他病人那里知道的，她完全不能习得自我假设。她只是不能搞到这种她所需要的"后援"、后盾（健

①　正如康拉德、扬扎雷克、厄恩斯特、耶利克（Wolfgang G. Jilek）等所强调的，最终状态中的图景也是类似的，因此这不违背可以隐藏在最终结果（"潜能丧失"）中的不同结构假设。

康人以及轻度神经病患者可以得到这种依靠或后盾）。安妮绝
不只是比他人知道的假设少，而是总不能创造她给予他人的自
我假设（Selbstbehauptung）。

128

当她自己想要做些什么时，她缺乏的不是实在特征（正如
在一些强迫症病人那里一样）（参见葛布萨特尔和戈波特），
而是合法基础（Rechtgrund）。自己行动的缘由是不合法的。
由此而来的空虚导致了安妮所说的"令人失望"。这种失望涉
及的不是由外可获得的成果，也不只是自然自明性的基础，而
是作为基础主管机构（Begründungsinstanz）的自我。[①]由于安
妮的自我原本没有被经验为是合法的，因此她所做的以及（正
如我们已经看到的）她所遭遇到的东西，也没有了正当性。内
在的必要性，缺失的是那些先验必要性（它提供了所有经验现
实性、可能性、必要性，但首先也是随机空间）。像安妮这样
的病人不能使自身成为基础。这意味：自我否定成为了基础主
管机构。这里首先涉及的是安妮自我，然后才是自然自我。

主管机构（Instanz）这个词差不多涉及自我的先验方面。
它说明的是一种自在独立（In-sich-Stehen）（它同时意味着
自我合法化）。因此，病人的知识（与大多数其他精神分裂相
反）没有丧失，但病人不能清晰地知道她的状态，并且陷入到
了怀疑之中。她所遵循的尺度只是外在的、理性的，和非体验
的；她说："我感觉不到尺度"。损耗（Schwund）不是在理
性帮助下被反思到，而是在直接的自我关系中，在前反思的我
思（萨特）中；损耗不只是把自杀当作理性的行动，而且把它

---

① 它表明：自我不是简单地扩大了此在的基本自明性，而是在生活过程中或多或
少地返回到相同的源头。

当作有些简单的结果。接受基础（Grundnehmen）和提供基础
（Grundgeben）同样否定了她。在这个意义上，安妮说："我
不是正常的人，我无法正常。"

这种"能够"（fähig）要在非常根本的意义上得到理解。
（第 104 页及以下）它不太与任一孤立能力相联系，而是与基
于生命去理解和存在的能力相联系。必须随时伴随着对某种东
西之意识的：不只是"我思"［康德的先验统觉（transzendentale
Apperzeption）］，而且是"我能"（ich kann）（胡塞尔）和"我
是"（ich bin），反之亦然。甚至存在也要依着它们的根源活动。 129
令人难忘的是：当安妮长时间地反复结结巴巴地说，她不知道：
它意味着什么……，这时她首先都没有超越这些措辞（因为她
所有的陈述都不太恰当），直到她结结巴巴地说到：她不知道，
做一个人意味着什么。

安妮惊讶地说："正如他人就是存在，简单地存在……所
有的他人都有自明性。我没有。他人的行动就是如此的随随便便，
我却不知道。……他人绝对有自明性。因为他人有整个人格作
依靠。我却没有。我不能……我没有依靠。只要我的身体还有
力气……我就如此折磨自己。"

能够随随便便（Lässig sein zu können），要以能力为前
提。"随随便便"（lässig）这个词表达了对人类此在的能够让
存在（Sein-lassen-Können）的修正。她自己与所有遭遇者的能
够让存在不能没有"距离"（Abstand）。但距离不只是在人与
遭际者之间是必要的，而且在意向发生的自然自我与先验自我
之间也是基本的。当我独立于我自己的距离所假设的东西时，
我只能让自己存在。当我自己让自己成为自己时，我才能接受

我自己。我们已经在主管机构和基本接受中说到过这种自明性。安妮缺乏这种自明性。在她这里，整个人格没有成为依靠。她必须接收整个躯体力量，即锻炼自身的替换功能／补偿功能（Ersatzfuntion）（上文第 108 页已经说过）。通过这种帮助，安妮必须消耗自己（Sichverdrückenmüssen），即脱离对世界的投入、停止一会儿。这意味着：在相对远离意识的躯体执行能力中，持续发生着一种先验，它执行着不变的向世界的存在（梅洛－庞蒂）。当先验在更高的构造层面上面临崩溃时，这在某种程度上显然是有帮助的。首先在这里，当这种"力量"（即超全的力量）减弱时，病人不禁要继续折磨自己［在她这里（以及在很多其他青春期精神分裂病人这里）意味着回到床上或自杀］。这种威胁会导致先验的一般崩溃。① 自我和世界的建构就是先验的建构。它们作为几乎物理的冲动（它们耗尽了所有可支配的储备）给人深刻印象。当这发生时，紧急状况就发生了。在安妮这里的例子是，她不能回答她的问题时。正如她说的，她必须隔绝这些问题，即贡献出自我建构的最后力量。然后，她就无法表达了。每个来自外部的微小要求都让她烦恼和恐慌。她甚至不再能提出她的"问题"，而只能克制迫切的自杀要求。安妮说："我必须自己制造自己。我坚持不下去了。"

---

① 在以安妮为代表的非妄想型病人群组中，更多涉及的是自我建构而非外部遭遇建构。这说明：自我关系比世界关系受到了更大的威胁。这时要考虑的是：在严格现象学意义上的自我"世界"，描述的不是"外部"遭遇，而是每个自我关系和世界关系的内部。然而，法国现象学家们与海德格尔不同，给予这个术语（世界）（monde）更多通常的语言用法，即对象化。作为对通常理解的妥协，我们通常也在这个意义区分自我关系和世界关系。

由此，我们来到了精神分裂性自闭症的根源[1]，并能在它的状态萌芽中把握它。精神分裂性自闭症首先不是开始于表象世界形成的地方（即在妄想中），而是在基本的、非妄想的症候群中塑造自我－关系和世界－关系。自闭症的本质在于经验自我与先验自我关系的显著改变。自闭症完全表现在这样的现象中：这时，经验自我建构打算接管先验自我、确保自动和自我时。从露面（In-Erscheinung-Stehen）的状态来看（超越地来理解），走在生活道路上的人（查特），就是一种生活史停顿意义上的状态。[2] 安妮抱怨说："人们不能停止所有的时间，完全不能……当人们不能成为自我时，[3]生命就是一种折磨。"这种成为自我（Sichselbersein）必须付出巨大的力量支出。这些病人总是努力获得一种基础，而健康人（或多或少地漠不关心地在世界中混日子）总是已经拥有了基础。在这里，自恋神经病患者或心理变态者的自我关联性（Selbstbezogenheit），与精神病或前精神病的自闭症之间有着本质的区别。就与经验自我及先验自我在多大程度上发生关联而言，（由于缺乏自我存在能

131

———————————

① 参见马图塞克，施奈德，布兰肯伯格（1968）、伯格－普林茨、朔尔施（Schorsch）（1969）。

② 露面(查特)同样丧失了它的先验特征，并且在精神分裂自恋中成为直接的实在。本己的身体有另外的价值。这种价值在这些青春型精神分裂上可以清楚的观察到（在我们这里有 12 例），而且在青春型精神分裂中，在本质改变的初期（经常作为第一症状），引人注目的是过度的躯体保养或过度的美容（同时不排除堕落的倾向）。这里还包括镜像中的自我确证（参见法国精神病学中"镜中像"的意义）。

③ 显然从这种联系来看，这里的"自我"是作为及物的第四格，而不是第三格来使用的。这里的"成为自我"不是自恋的自我关联性，而是健康的自明存在。仅仅是因为：当发生基本缺乏时"自我"首先必须被人工地制造出来，然后就会有对自我本身的自恋－自闭式加强。

力）而导致的对于自我的自我加强完全是不同的。在这个视角
下，精神分裂问题事实上表现为"自我领域中的建构问题"（布
洛克曼和穆勒－苏尔）。

自我建构真的不能在没有控制的情况下被孤立考虑。其实，
自我建构与对他人的关系有关。安妮说"我不能恰当地释放自
己并接受他人。"这包含了自我关系与主体间性的关联问题，
而我们将在下一章节中详述这一问题。

4. 他人——自然自明性的主体间建构问题

主体间性是精神分裂精神病理学的核心问题。一直以来，
人们不把人与人之间遭遇结构的变异理解为次要的从属现象，
而是把它当作精神分裂性错乱的核心。本节研究参考了冯·拜耶、
本尼迪特、宾斯旺格、基斯克、库恩、库伦坎普夫、马图塞克、
罗森科特（L. Rosenkötter）、斯道希、查特，英语文献首先是
沙利文（Harry Sullivan）、莱恩（Ronald D. Laing），以及社
会动力学和心理动力学的研究，法国的艾伊，更老的研究有卡
恩、基勒（Ferdinand Kehrer）、海因里希·舒尔特（Heinrich
Schulte）和欧根·布劳勒。除此之外，对我们的特定问题来说，
那坦森、斯坦恩、斯特劳斯是值得注意的。我们不可能从根本
上讨论整个主体间性问题。我们将聚焦于主体间性改变对于自
然自明性失落的意义。

一个特殊的困难在于：对于这个领域，如果在这里要进行
基本的探索，要以很多不同现象学理论为前提，而它们是相互
交织的。这些理论对其他被简单接受的理论持否定态度。要看

到这一点，人们只需要把宾斯旺格以及斯泽莱西的以胡塞尔解释为指导的分析、那坦森的以舒茨的胡塞尔解释为基础的文章，以及查特和库伦坎普夫的以萨特为指导的工作进行相互比较。尽管如此，这不是对任何哲学的有意应用。人们看到的其实是：通过不同的方法进路，同一事态的不同方面显露了出来。现在人们也不能说："对人类学领域的现象学研究，在严格科学性的意义已经有了持续进展"（Kisker，1963），因此这样的可能性总是展现在了近年来的著述中。现在，人们为了纷繁复杂地探讨人际间关系的建构意义问题，必须总是利用胡塞尔[①]、舍勒、海德格尔、萨特、梅洛 - 庞蒂以及更加"对话性的"学者，如布伯（Martin Buber）、马塞尔（Gabriel Marcel）、瓦茨塞克、洛维特（Löwith）和宾斯旺格（1942）等的整个视角。既是好的比较同时也具有批判性的概览是塔尔尼森（1965）；由精神治疗视角展开的简短阐述是基斯克（1969）。重要的著述还有在贝格尔（P. Berger）和卢克纳（Th. Luckner）那里提出来的主体间性现象学与（知识）社会学之间的联系。

按照这种情况，精神治疗医师只有采取折衷主义。如果精神病理学只按照喜好、随机的认识或判断材料，来选取一个理论假设，以便或多或少地应用于它的对象，那么现象学哲学与精神病理学之间的关系就是片面的，而且人们也不认为精神治疗师会作出负责任的事实理解。精神病理学在这么做时，会有这样的危险：每次都只是以新的语言来描述事态，但事实上不能让新的东西呈现出来。然而，精神病理学的经验提供的不只是不同理论可以随

₁₃₃

----

① 舒茨、塞因（D. Sinn）和策尔特纳（H.Zeltner）提出了对胡塞尔主体间性问题的特别解释。

意应用的事实，而且同时包含了它自己的问题指导和解释指导。精神病理学的阐释可以通过现象学哲学的认识而变得简单，但不是被现象学哲学所替代。直接面对这些精神病理学经验也是必不可少的，因为要涉及本质洞见（它虽然不是"源于"这些经验，但仍是"依靠"这些经验来获得的。）为了赋予这些精神病理学经验以更大的意义，我们甚至要在不寻常的广度上来采纳病人的陈述。如果这种可能性可以实现，我们就可以期待：在主体间性问题的处理上，现象学与精神病理学可以实现互惠的关系。上文（第 30 页及以下）就已经被普遍地阐明：这种现象学与精神病理学关系的恢复，是后续章节的必要指导。

当安妮总是一再问，像"人们"那样做，像"他人"[①]那样理解生活的日常性，根子就在这里，等等，这就充分表明了：自然自明性的失落在现象学上不能不考虑主体间性。

安妮说："我完全不能像他人那样感觉。一切都是有问题的——生活！"甚至在书面的表达中，这些话仍然有难以把握和言说的惊讶。当然，这种惊讶缺乏整个哲学的阐明；它其实与对自身存在之无根基性的恐惧（Entsetzen）相联系。这种恐惧的发源特点是：只作为对某种特定东西之惊恐的升华而出现。（参见 Heidegger，1927，第 30 节）在安妮这里，设身处地（Hinausversetztsein）不是对事实发生的遵从，而是带有一开始就确定了经验和遭遇结构的基本理解的特征。现身情态（Befindlichkeit）的改变是出人意外地的、经常从一个瞬间到另一个瞬间的，而且无法被认识到并对之做出反应。尽管如此，

[①] 当我们以强调的方式说到作为"他人"的他人时，正如通常在现象学文献中那样，"他人"这个词将在下文得到着重的阐释。

现身情态的改变没有意向关联。它不仅对应着不信任、有问题（它作为对信任的基本给予筹划的不信任而被假设），而且对应着在世界中存在的不可信任性和问题性。

安妮说，有问题的是"生活"。我们知道这种提问就已经是自然自明性的失落。在这里，新的东西仅仅是：安妮立刻说到了，她无法"也像他人那样"去感觉。这种他人的也在（Auch-Sein）在海德格尔（1927，第25节及以下）那里术语化为共在（Mit-Sein）。在日常此在的自然自明性与这种他人的也在之间，有什么样的联系呢（不是存在论上的，而是直接源于病人的自我阐释）？

首先，这种对于他人的紊乱关系完全出现在普遍的无计可施中，这时，安妮现身于日常世界中，即在自然自明性的失落中。人们甚至可以说，这种关系相对最少受到破坏，因为安妮向母亲或医生寻求意见，因为安妮紧紧地抓住他们。安妮自己说："表面上，这不需要有作用，但实际上，我感觉不行。不知何故，他人总是把我拉下马（Irgendwie heben mich die Anderen immer aus dem Sattel）……"因此，安妮在攀缘他人时总是反复地、强烈地表达着拒绝，同时这种不达（Nichtankommen）不是单方面的事件和朴素的停滞不前，而是归属于关涉与被关涉交互的动力学（查特和库伦坎普夫）。

"拉下马"这个表达在萨特那里也使用过。我们在萨特那里找到了类似的表达［Satre，1943，第310页及以下］，这里仅举其中一小部分："我的超越之超越"、"隐藏在我的可能性中的死亡"、"出血的内世俗世界"、"冻结在世界中"和"我是什么存在的异化"。萨特说到的这些表达就是安妮一再说到的"失败"。

萨特的作为冲突性意识实现性力量的人际遭遇表达（它的

本质是先验），也没把握到人际遭遇的整体，因为在人际交往发生中还存在着一种重要的居间层次；这种居间层次在健康人这里或多或少是隐蔽的，而它在精神病理学变异的框架中却独立地出现了，并且在它整个的艰难性和动力学上得到了理解。库伦坎普夫（1956）揭示了萨特所说的、为他的存在对于非妄想症候群的意义。迄今为止，仍然缺乏的是对非妄想精神分裂的考虑，以及这个方面对现象学精神病理学整体的归属。

当病人说，他人总是把她拉下马时，她的前提是常用的马和骑士的画面，这时，马是自然自明性，而骑士象征着自我。[①]与他人的遭遇是一场比赛，在这场比赛中，自我被他人从马上拉了下来。这个比喻非常直观地描绘了交互（Miteinander）建构保持在哪一个阶梯上。

"当我和他人会面时，我总是感觉到如此心烦意乱、非常不确定和难受。对外我必须强迫自己去给面子（ein Gesicht zu wahren）。"这种给面子也完全属于比喻。这不只是说明：给予的视图，而且也说明了：面对他人的注视（Blick）或放下面具。安妮之前就已经强调：她不能忍受他人的注视。[②]"我不能忍

---

① 自我与自然自明性的关系是上节的主题。

② 在注视的精神病理学方面，可以参见海尔德（R. Held）（1952）和库伦坎普夫（1956）。其实，每个精神病人都有"注视既往病史"（Blickanamnese）。当人们不习惯于就注视而提问时，这种既往病史一般就会超乎人们开始的期待而更多地出现。当人们问一些人：忍受"人们"或一个特定的遭际对象的注视，有多容易或多难，他们通常会立刻理解这里指的是什么。这时，注视所起的作用显然只是以部分代表整体。注视所指不局限于注视，而是有着特别的意义。（因此，瞎眼也不是注视的反义词。）注视是更为普遍东西的承载者，而注视只是对这种更为普遍东西的身体性实在的特殊方便表达。我们无法将更为普遍的东西充分概念化。"露面"、"站立"（查特和库伦坎普夫），或斯泽莱西的"主观超越"概念，只能被认为是对现象学现象学领域的临时揭示，而这些概念对于整个现象学人类学的连续涉入，迄今为止都没有实现。

受他人的注视。怎么能够！这是一种拷打。人们是……可畏的！　136
当我在地平线上看到他人出现时，我试图首先想：不要表现出羞
怯。"在与他人的共在中，安妮不能取消这种看与被看、对象化
和被对象化之间的对抗，因此她不能或不再能选择自我假设或遭
受（Unterliegen）。正如萨特①在现象学中已经揭示的，这些选择
是只适用于遭遇结构之病理变异的、经验事实性层面上的选择。
在健康人那里，替代僵硬选择的是良好的、在自我假设和自我贡
献（Selbstthingabe）、拿与被拿两极之间的摆动。他人是友好的
或敌对的，而这种他人知觉②的基础就在下意识的、以与他人进
行现实遭遇的更粗显形式产生。在健康人那里，这时两极联系的
交互不是完全断裂的。这意味着：在安妮所表现出来的精神病理
条件中，选择结构（Alternativestruktur）总是或多或少取消了。
安妮这种情况的出现，只是表明了在选择中经验（与存在方式）
分裂倾向的特例，而宾斯旺格已经强调它是精神分裂的本质改变。
人们必须联系"人类学比例"（参见第77页及以下）的偏差来看。

　　在安妮这里，与他人遭遇的选择特征（Alternativecharacter）
不能被忽视。要么：她被遭遇者摄取、被控制；要么：当她能
够评判他们时，这些评判只会很快成为判决或打发。（以对她
母亲为例："人们必须有对一个人的意见。我不承认他们，如
果不是这样，我就用我的思想来任意对待他们。"）这时，每
个必须采取的观点都特别令人"痛苦"。共在的建构停滞在独

---

①　作为对萨特的补充，这里要强调：为他人的存在所指的不仅是为他人的在手存
　　在，还包括为他人的上手存在。这里可以参看宾斯旺格（1942）所分析的拿
　　（Nehmen）和被拿（Genommenwerden）（例如在虚弱状态中）。这里的虚弱
　　状态就是自然自明性和自立的缺乏。（参见 Prütter，1962）.
②　在现象学上充分地讨论这个主题，不是这里的任务。

137 立 的 居 间 层 面 。 真 正 的 交 互 性 （Gegenseitigkeit）（Baeyer，1955）层 面 就 不 能 达 到 ； 这 种 交 互 性 作 为 先 验 的 共 在 ， 在 健 康 人 那 里 即 使 是 在 最 坏 的 交 互 中 ， 也 总 是 能 得 到 保 证 。

尽管上述在人际间遭遇中的选择结构是独立的，但它在安妮这样的病人这里（总是在这样的阶段）也没有变成妄想。虽然存在着极端的信任萎缩（它构成了抱怨的主要内容，并且同时在目光、神情和动作中也给人深刻印象），根本的不信任仍然不存在。安妮没有说，人们在她背后议论她、诋毁她、使阴谋诡计，等等。在安妮的以下抱怨中：人们看着她、她有"这些问题"、他人（特别是她的母亲）显得"如此可笑"，人们看到了通向妄想症状的入口。但安妮没有达到妄想。与其他大多数病人（他们只是经历过这种阶段）相反，安妮没有进入到这不同的世界化形式中。

这意味着：上述为他存在（Für-Andere-Sein）问题，对于妄想精神错乱（paranoiden Psychosen）的精神病理学（Kulenkampff，1956）没有第一意义，而是要更一步地回退。为他存在，在不同的层面上支配了人类先验的偏离状态（Weichenstellung）。看与被看、拿与被拿，在所有人类此在中都发挥着作用。因此我们必须进行区分。重要的是：对安妮来说，他人不是作为跟踪者、催眠师、施暴者或暗恋者出现的，即她没有哪怕仅仅少许的妄想内容。她在与他人的遭遇中感到烦恼的，既不是他们的人格，也不是他们扮演的特殊角色，而是他们的自然性。因此，我们在她这里发现的不是对自明性的怀疑，而只是对自明性的无望屈从（他人带着自明性给予、生活和存在）。"当我与他人一会面，我就已经怀疑：他们是怎么自然地存在的。"

另外，安妮与共同世界（Mitwelt）的关系显然是中性的。

这就好像她只能靠着他人，在提升的意识形式中知晓自己对健康习惯性的缺乏。我们可以在安妮与妄想病人的对比中，理解她的他人存在；在之前的情形中，首先不只是迷惑于诊断，而且隐藏了：在安妮这里，主体间性各领域在根本上是相关的。人际间遭际一方面是无问题和显著正常的，另一方面却有严重的紊乱？如何解释这一点呢？

答案在于在他人先验建构中两次发生的东西。胡塞尔的一个功绩就是证明了他人先验建构，并将其表达为问题。[①]他人和所有遭遇者一样也是被建构者。当他人被遭遇时，他就在世界中。因此，对于安妮来说，日常世界丧失了它的自然自明性，因此在这个世界中出现的他人也是如此。但是他人作为个体几乎不受此影响。这是与她相关的东西：让安妮受打击的，不是他人本身，而是他人的自然性。只有在每个人或多或少地表现为自然自明性的源点时，即发出世界图景力量时，他才能扮演让安妮不安的角色。只是他人的目光也让安妮感到痛苦。如果安妮可以防御他人，那么她就不理会他人。这与妄想之间的边界是明确的。安妮问自己："为什么我会对人们有这些可笑的印象？这不妨碍。"她这么问，使她免于妄想。妄想狂知道为什么；他们把他们的他者存在联系于具体的、内世界的跟踪者。与此相反的是，安妮在他人的世界关系中意识到了改变的先验特征。没有出现令人难以置信的魔帝穆图斯（穆勒－苏尔）。这个有趣的、至今都很少被回答的问题：为什么一个精神分裂病人没有发展出妄想（或只有很少的妄想），

---

① 参见《胡塞尔全集》第 1 卷第 121 页及以下和胡塞尔（1929）第 210 段或第 244 页以下。与此相关的是共现学说（Appräsentationslehre）——但它在根本层次上必须被视作是过时的。

没有被解决，而只是被呈现；因此，有关为什么人们不能用对于怎么的更准确描述来进行回答的问题，还是得到了深化。病人从何处获得这种"意识"的力量呢？人们总是可以说：精神分裂者在这一点上相比妄想病人，更少能与神经病患者区分。

　　但是，他人不只是或多或少地在世界中被建构。他们同时（总是已经）直接参与到建构中，只要世界是主体间的。除此之外，每次遭遇（Begegnung）都有除了实际事件以外的世界造成（weltstifende）功能——它作为实际的人际间事务，服从他人的时间化方式。自然自明性的失落不只是与他人有关，而且与共在世界有关，就像对于健康人来说，其余世界或多或少是自明的，而且这种自明性[只要共在世界也作为非人类世界（另外也包括上文提过的选择结构的取消）]本身也是主体间性的，即在共在世界中建构而成。如果不是这样，那么就几乎不需要有一个展现与他人关系的特殊部分。这种模棱两可性首先使我们可以理解：为什么"遭遇"问题对于精神分裂的精神病理学来说有如此的重要。我们在"生活世界"上指出了"前表达给予我们的相互性地带"（Natanson，1963）及其主体间性建构。

　　对于使用"生活世界"这个术语的质疑是，这种术语在胡塞尔那里首先只是前理论的，但不是指前表达给予世界（vorprädikativ gegebene Welt）。首先由兰德格雷贝编辑并以《经验与判断》（1948）为名出版的胡塞尔的后期著作，清晰地表达了这个倾向：共同的生活世界概念不只是前理论的，也是前表达给予的。二者实际上是一样的，而这对精神病理学很重要。

具有决定的意义的是，胡塞尔的世界信念（Weltglauben）或"意见"（Doxa）概念。每个事物都有如"作为可经验的每个现实那样的一般先验，一种前被知性，作为不确定的，但总是同一先验类型的共同性。"（Husserl，1948，第32页）[①]"因此，世界意识的基本结构……可知与不可知的结构……水平认识的世界在其持续的存在作用中，有共同的可信主观性……"胡塞尔所指的意思必然暂时满足了"前表达经验的本质和执行概念"。这说明，胡塞尔的兴趣或多或少地总是由理论到前理论，由前理论（但仍然是可表达的）到前表达经验。

人们可以说：生活世界之主体间建构的改变，是精神分裂此在变化的特征。这既适用于妄想此在变化，也适用于非妄想此在变化。然而这里存在着差异。理论判断实践在我们共同生活世界中的锚定，可以被松动（这是导致妄想的东西），而日常生活的前理论实践必然不是这样的。我们在那些妄想病人中看到了这种情况：他们对于他们的妄想内容完全没有讨论能力，而且这些妄想内容在日常交往中几乎不受到注意，然而他们其实知道如何在行为上作出最表面的改变及情境适应。韦尔希（1949）就已经注意到：具有妄想的人，比具有青春型精神分裂和简单型精神分裂的病人，更能有真正的交往。

在青春型精神分裂和简单型精神分裂（安妮就是一个例子）中，情况是反过来的：前理论生活实践在我们共同世界中的锚定被松动了。然而，在安妮的判断中，她不仅坚持平均的标准性，

140

---

① 由此可以理解：那坦森依据舒茨提出的、在世界中之存在的标准性和自明性的"典型化"意义。

而且有时候甚至还强化[②]了它。当她的判断不确定时(在判断他人、行为规范、活动问题、味道等时)，她会较少联系对象世界，而较多地联系前对象世界。这是"共感"判断的特点：它以个体根植于主体间世界为前提。它涉及"游戏规则"。安妮说到了"精细感"（第 105 页及以下）。相比与世界中事物的联系，与共在世界的联系显然更有根本的意义。因为安妮缺乏内在的联系、与"之前"的联系、与他人的联系，所以她必须总是在表面上指向它们："我必须总是与他人一致。我总是必须测量。我没有内在的尺度，根据它我可以看到自己是否已经去共感了。"我们不能相信：这只涉及病态的自我关联性；安妮只需要这种持续的自我测量和判断，并且一切都是好的。她本身告诉我们："人们总是必须拿自己与他人比较……他人也都是如此；他人这么做时，只是更不受注意些……我的意思是，每个人都是如此。这就是人们所指的良好精细感。每个人都需要它！"

正如上文已经注意到的，安妮通过上述陈述完全进入到了一个与共感、"健康的人类理智"（gesunder Meschenverstand）[②]、"共通感"（Gemeinsinn）、"常识"相联系的术语传统中。这些名词已经提示了主体间建构的问题。康德在（《判断力批判》，第 157 页）中说："对于共感……人们必须理解为共同意义观念，

---

① （与此在分析解释相对的是）这里涉及的不是对"人"的基本沉沦性（Verfallenheit），而是对过度的被放逐性（Ausgesetztheit）的防御追求。我们关注的其实是能够沉沦的亏欠。精神病理学问题涉及的不是本真性与非本真性选择所支配的存在层面（正如错误的方式总是一再被采纳），而是现象学必须更准确地去探索的基本结构。（参见 Sonnemann，1959；Blankenburg，1964）

② 在那坦森（1963，第 909 页）看来，健康的人类理智是"哲学研究中潜在的最有用对象"。我们的研究表明：健康的人类理智还可以服务于精神病理学研究。（参见 Blankenburg，1969）

即判断力，不论是谁在他对表象的反思中，（先验地）把握每个他人……这是因为：人们……移动到了每个他人的位置上。"由于在健康人那里，这里所指的自我置换（Sichversetzen）具有先验性（即或多或少总已经发生，并且对于每个人来说，这里及现在具体发生的、向他人的自我置换，已经有了必不可少的基础），所以像安妮这样的病人就必须日复一日地处于巨大的焦虑中；焦虑是如此的大，以致她完全无法面向应该作为基础的同类（Mitmenschen）和事物。

安妮对于每个谈话、每次与他人的相遇，即使只是和医生的会面，都必须进行准备。她对于每个情景都要事先筹划。这不是每个可以谈的单元，而是一切运动的"框架"："他人——生活以及诸如此类的东西总是如此地运行……在一个框架中"。"我必须总是遵循框架。"这对安妮（以及其他类似病人来说）来说是一项困难的任务。对于这个问题（她能否不去太多地反思），她作出了否定的回答：不，完全不是这样的。"人们之前必须思考情境。您也是这样的。您只是没有注意到，因为这是自然而然的。"因此，这涉及的不是自发的"反思痉挛"（康拉德）；它对神经病患者来说更为典型，而且是基本紊乱的非必要补偿努力。"当我是健康的时候，我也会接受未知的东西。人们不能理解和知道一切。因此，这是自然的……因此人们创造了与他人的联系以及一个一切都从本身出发的领域。"人们看到，自明性之自明性，与"对他人的关系"是如何紧密联系的，换言之，一个主体不能完全是唯我的，而是要在主体间建构自身。

按照上文讲到过的困难（安妮在所有涉及流行式样、衣服挑选等事情上），有趣的是：当康德（《判断力批判》，第160页）

说道："美学判断力其实更能作为共同意义上的理智判断力"。
当病人总是强调：不确定他人在类似情境下会做什么时，这不
仅涉及先验的紊乱（上文第 107 页及以下和第 117 页及以下），
还涉及到先验－主体间紊乱。对先验－主体间紊乱的阐释，对
于相貌－美学体验领域的奠基来说，是尤其是必不可少的（查
特在他的精神分裂病理学中已经探讨了这个问题）。

西梅尔（Simmel）（1906，第 26 页）恰恰已经按照模式现象，
揭示了"群体生活向个体生活的过渡"。实际上，模仿"提供
了独特的安慰（当我们把个别现象编排到共同概念中时，我们
就在理论上提供了安慰）"。以这种安慰为基础的是，根本层
次上的在健康习惯性中的栖居，而日常此在的自明性就源于这
种习惯性。我们同时还遇到了"共同"的逻辑和社会意义关系
的问题。这种关系对于精神分裂思维紊乱的现象学和心理动力
理解都有重要的意义。①

（在某种文化圈内）本身自发性中具有的普适性的东西，
是怎么作为相对自我的东西而被自明地转入共在世界中的呢？
在健康人的发展中，这个问题本身就得到了回答。②对安妮这样
的精神分裂病人来说，这个问题在根本上是难以解决的。因此，
安妮总是摇摆于两种选择之间：呆板的接受和自闭的撤退（在
后续状态中，安妮摇摆于这两种选择之间：一方面是附和实践、
附和门外汉，另一方面是盲目否定或麻木的无反应）。

我们看到：对于安妮来说，他人难以理解的地方不在于构
成他们特殊个体性的东西，而在于自然性（他人根据自然性来

143

---

① 参见贝特森（G. Bateson）、韦尼（L. C. Wynne）等人工作组的研究。
② 参见朗格菲尔德特（Langefeldt）（1968）。

生活和起作用）。他人准备追求的东西，对她来说是并不重要（在关系妄想的意义上）；重要的是他人从"之前"获得的意义。熟悉（Vertraut-sein-mit）意味着：在先验完美建构意义上的已经熟悉（Vertrauen-gehabt-haben）。它不是自然自明性所保证的当下个体间关系（既不是当下的，也不是个体的），而是所有从自然自明性当中流到前个体主体间性中的东西。

这种自然自明性与主体间性的关系是什么呢？安妮说："我恰好缺失了，我在与他人交流时如此自明地知道的东西。我真的不能了。因此很多东西对我来说都是如此陌生。如此陌生——我不知道。当他人这么做时，以及每个人随便这么做时——人们依据自然自明性来思考，依据自然自明性来校准行为，依据自然自明性来做事。一个孩子——人们在没有关系时就不能办成事。我的意思是（就是这样一种感觉，例如与他人的关系），人们需要的首先是通情达理。"

这些陈述中（非句法的，而是运动失调的①）语言风格，表达了非常大的关系失落和惊异。我们很少如此基本地发现共在世界中的失落（Verlorensein）（或者说：由它引起的冲突）："只是为了生活，为了正确的生活，人们不能如此地游离于社会之外"。

自然自明性本身是自然而然的，并且直接源于隐藏的共在（Miteinander），这是一种安妮只能强迫自己接受的安排。如果这只涉及理论的、完全只是书面的考虑，我们就不需要关注。但是安妮的说话方式没有问题：这里的基本经验所表达的是非强加的考虑。

安妮总是猜测："在家里感受到的，就只是这些如此折磨

---

① 必须一再指出的是：语言风格和思维风格的破碎，在书面的固定（它不可避免地将孤立的情况整合为联合的文本）中只能得到不完全的描述。

人的东西吗？这种自明性就在每日的流程中；如果不在每日的流程中，那么就在生活中：它是如此简单，并使生活成为可能。大概就是如此——简单的生活……他人立刻会注意到：自明性有一些失落了，因为我不能与他们保持同步。我完全清楚这一点。我在家里不能如此正确地说明白……因此，我落后了，正好落后了，这也可以感觉的到，并且一切都是这样。"

安妮意识到这不只是感觉，所以她在上文引文的后续部分说到："也是同样的思考方式，简单的东西，最简单的东西。每个人都知道。每个人都能一再如其所是地重复它们，就像在父母亲家里一样。因此，每个人都能按部就班。这一切都离开了我。在我这里不是这样的。对我来说，它是困难的……"

这种人们所熟悉的东西，不是任意临时确定的（意向的）情感，而是揭示了前意向世界关联（Weltbezug）的感觉形式。这种世界关联同样不以单一思想内容为保证，而以思考形式、思考类型为保证。这说明，它（前意向的世界关联）是一种范畴能力（它使我们的具体思考、感觉及意志能够应付对象）；用检查心理学的精神分裂研究话语来说，前意向的世界关联，使充分的概念建构成为可能。这种世界关系和自我关系的范畴组织，在每个人身上都有事实的起源。前意向的世界关联必须是自身形成的。我们看到（第113页及以下）：这种形成有其他的、对象经验可以通达的时间结构。前意向的世界关联既不是自然科学的研究对象，也不是精神科学的研究对象。人们不用进入与精神科学相联系的先验，就可以认识到：情感形式和"思考方式"就是必须在前意向的世界关联意义上形成的东西；与此相反，情绪和思想内容，没有这些直接受到此在时间化影响的特征，而是存在于时间中。当思想内容与对象相关联时，当思考方式与存在方式相关联时，存在者就可被遭遇并被对象化；换言之，存在者在严格意义上与世界发生关联。这里首先要弄清的是，当安妮在"思考方式"之外寻找更普遍的东西时，她找的是根本就是"最简单的东西"。"思考方式"这个词表明的不是她看到的那种直接性。她看到的其实是这种"意向性"（它没有拥有或指导人，而本身就是人）："每个人就是一点东西"（Jeder Meschen ist doch etwas）。正如黑格尔经常被引用的话："个体性就是作为他的世界所是的东西；他本身就是他行动的循环"（《精神现象学》，第 203 页），人就是他的世界。但是由此，人就成了这个（与他自己的存在相对应的）世界吗？安妮所说的"最简单的东西"显然是世界理解或存在理解。这里不要求参阅海德格尔，因为病人的陈述本身就说明了世界理解或存在理解，而人们可以准确地把握它们。安妮总是把不及物动词如"sein"或"leben"来及物化，例如她说："我不能把职业和社会环境生活化。"（参见第 131 页）这样的表达方式在语言上有前意向直接性的程度，而这种前意向直接性适合自我关系和世界关系（以及在这里已经改变了了的与他人的关系）。

然而，共在不只是表面履行和向世界存在（Seins-zur-Welt）①

---

① 这个源自梅洛－庞蒂的术语，其实不能和源自海德格尔的术语（如"在世界中的存在或共在"）一起使用，因为这种术语揭示的是另一个反思层次。梅洛－庞蒂和海德格尔的世界概念是不同的。在海德格尔那里，世界指的不是遭际到的东西，而是意义性和因缘联系的整体（人们可以遭际到其中的某些东西）。与此相应的是，对海德格尔来说，在世界中的存在展现了存在论框架，以及梅洛－庞蒂所谓的每个"向世界的存在"。但是，因为这里涉及的不是存在论，（我们完全回到了一开始所强调的解释上）海德格尔一直沿着建构现象学人类学的方向，即在现象学学派的差异丧失了意义的层面上（首先在存在论的基础上）。这不仅适用于这里的情况，也适用于我们的整个研究。

145

的尺度，而是像教父一样站在她面前。共在不只是被建构，而且还作为共建而被紧密结合到世界建构发生中。这正是"先验主体间性"这个题目所暗含的意义。当胡塞尔一直到最后都围绕着"先验主体间性"这个题目——先验地被认识到的主体间性，最后还是以先验自我为基础，[①] 由此产生的问题是：他是否一再通过这些努力来掩盖问题的根本性；他在之前的单子概念化意识中，是否不必调整看待主体间性问题的整个宽度和深度。我们在这里不能进一步关注这些问题。我们感兴趣的是：主体间性在先验"执行生命"的起源中发挥什么样的作用。

这种起源（它同时是在世界中存在的起源）没有得到进一步的研究。坦率地说，海德格尔没有解决此在的在世界中出现（Auf-die-Welt-Kommens）的问题以及与此相关的生命性问题。然而，这也不是简单地根据（现象学未解释的）生物实现性（斯特劳斯）就能解决的。这意味着本体论跳跃、层次错误（Schichtenirrtum）（参见尼古拉·哈特曼）。尽管在世界中出现依赖生物进程，但不能通过生物进程来得到解释。

我们在这里不讨论这个困难问题，而是要阐明自然自明性和先验作用主体间性的关系问题，仅仅通过安妮所说的她与母亲的关系。我们必须保护这种由心理动力出发点释放出来的图景，而不要超越现实性。我们不在本质还原导向的方法论研究框架中，来考虑自然自明性和先验作用主体间性的关系问题。

---

① 参见马塞尔的主张："先验自我之本己结构的主体,已经并且本质上是主体间的"（Marcel，1952，第245页）。"更原初的"替换问题（我或我们），可能从一开始就是错误的。显然，在相互增上的辩证关系中，先验自我起着主导作用。

（页边数字：146）

安妮所有的期待都聚焦在她母亲身上。全要依靠她的母亲："此在就是对母亲的信任……当母亲出现时，就有了简单的意义……我缺少这种简单的意义，我只能和母亲说话。我只能复制母亲。或者由一个家庭来复制这种自然性。"安妮所勾勒的是荣格和诺伊曼（Erich Neumann）意义上的"伟大母亲"避难所；这种本质图景、这种直接的图景，体现了保证日常可靠性、自然性、自明性和流畅性的此在意义。与现实母亲的个体关系，在这时几乎不发生作用。但她发现了对这种关系的最尖刻批评（它偶尔上升到判决）。因此，她一方面停止回答每个对她母亲的问题，另一方面她又非常轻蔑地说："在我母亲那（她告诉我的），一切都能学到。"或者是另一种反应："我的麻烦在于，学习正确地理解母亲并胜过她，因此我不再让自己受到错误的影响。这时，我直到现在都很难区分：她什么时候是对的，什么时候是错的……今天我还有这样的焦虑，我在与她交流时惊讶于一些不清楚的事，并且对于一切又都产生了疑问。"

当我们考虑：上述"思考方式"指的是什么时，我们就明白了：安妮总是一再就母亲的"这种非逻辑思考"所提出东西的意义。她的有关陈述读起来就像——一个自身痛苦经验的产生者，在评论韦尼及其工作圈，有关精神分裂病人的人格组织（包括思考风格），与他们家庭中的交往形式及关系形式之间关系的工作假设。这些陈述也不依赖于它们所提出的、具有这里所阐释的现象学意义的心理动力问题，正如这些陈述与心理动力问题由完全不同的方面，聚焦于共同的问题指向。

在心理动力学上，在安妮这里起重要作用的可能是对父亲的矛盾关系。然而对她自己来说，很明显她与母亲的关系是有问题的："像母亲那样做事——我这么认为。但是这还不够。对我的父亲也是完全一样的；但是我宁愿这样。当他们发生争吵时，我总是宁愿理解父亲而不是母亲。当人们判断和评价他们两个人时，人们会说：我的母亲是更有理和更仔细的，而我的父亲更简单并且性格更坏。尽管我认为：我父亲的思维方式更理智和更有逻辑。现在当我来做比较时，尽管我认为母亲更聪明，但是她不需要聪明，而且她的判断完全是不可理喻的。这是完全不一样的事！母亲只是缺少理智和逻辑！我母亲没有说不的能力（不跟任何人接触）。……当他们发生争吵时，情况总是这样：好像母亲有我不知道从哪里来的直觉……我的母亲就是这样的令人难以理解。我现在第一次体会到：母亲完全不能回应。她可能会说：'你不能这么做，'但不是自然的。她完全没有自然的自我假设。自我存在没有了！现在人们也不能如此自然、如此贯彻地去表达——，以至于他们不喜欢一切，如此手无寸铁以及只是如此不自然地笑着……"安妮的抱怨通过下面这句话达到了高峰："母亲想的不一样，为此我伤透了脑筋。"结果就是："我不能思考，不能做事，只要我基本上不能像我的母亲那样知道。"

尽管如此，与母亲关系的紊乱有双重意义：一方面它是与他人关系紊乱的范型，另一方面，"对他人的无感觉"（Nichtfühlen）在更深意义上，反过来揭示了母亲作为第一个他人的"不可理解"（Unverstandensein）。

在这方面，值得注意的是斯坦那（R. Steiner）（1907）提出来的：母亲围绕儿童的"包裹"表象。特伦巴赫（1968）（独立地）提出："这是对由母亲所散发出气氛的特定称谓，而且儿童的信任，以其发育的前语言阶段为基础：母亲馈赠的魅力和趣味，以及这种馈赠的可信赖性［斯皮茨（R. Spitz），艾里克森］。在这种气氛里，儿童就像进入了伴随其成长的母性光芒。在这种母性的光芒（它后来扩展到家庭领域）中，能力发展为了对他人品质的可信赖气氛之感觉，正如能力发展为了自身气氛的扩展那样。"斯坦纳的观念（人类在其物理躯体出生之后的更大时间范围中，首先经历了本己生命身体、自身心灵组织以及最本身自我的扩展）（参见 Treichler，1967，第 113 页及以下），作为心身表象模式，对于更细微的现象学考察来说是很有用的。对现象学考察同样有益的东西，还包括斯坦纳（1920）所揭示的、在精神分裂儿童身上与其发展阶段不相适应的冷漠的特殊意义。例如，安妮的母亲说到了安妮在作为儿童时，所忍受的"睡眠态"或"随眠"（参见第 50 页）。特别是在症状贫乏的精神分裂症（青春型精神分裂）中，我们和其他学者（如扬扎雷克、布劳特甘姆、基斯克、胡勒曼、克林格勒、德莱弗斯）一样，在病前史中经常显著地发现：病人亲属强烈描述的过度适应性（参见第 124 页注释）；这种过度适应性，在情境缺乏的、挫败的自主尝试（参见第 163 页）中，通常首先直接先于精神错乱或处于它的早期，或者已经突变为精神错乱的出离。

　　发展心理学和生物学与之前的情况相近，我们认为它与一岁时就有的、肯定带有生物遗传学基础的原信任（艾里克森所说的、自我信任与世界信任还有分离的"基本信任"）损伤有关（我们可以参考：幼儿发展迟缓和安妮的幽门痉挛）；这种损伤隐蔽地共同生长，并首先在青春期和成年期之间的独立要求（Kulenkampff，1964）和成熟要求的过程中，走向代偿失调，149

而在这种代偿失调中，21 岁之后的成熟期成了特殊的自我出生（斯坦纳）、"心理社会自我定义"或身份确认（艾里克森），甚至完全变得不可实现。发展心理学导向的工作总是已经表明：正是在青春型精神分裂中，经常会出现远溯至儿童时期的迟缓，而这已经得到新近研究（第 124 页）的证实。正如我们已经说过的，在我们的 153 位青春型精神分裂病人中，有 18 位病人有极端的人格发展迟缓，而其余 97 位病人有轻度的人格发展迟缓。34 位病人出现了躯体异常（发育不良，所谓的退行性特征、阿德勒所说的"器官败坏"、"物理缺陷"）。统计数据［奥尼尔（O'Neal）和罗宾斯（Robins）］表明：同样的情况在精神分裂中经常出现。

在相对较少的情形中（病前史中只有很少的迟缓），自我虚弱或神经机能症发展说明（在发病前，正确的世界和自我信任甚至给人留下了深刻印象），我们必须考虑这种可能性：（正如在病源学中也总是可以明确的）精神病的降临，撬开了存在以至原信任的根源，并引发了儿童早期的问题，就像精神病在那些人那里可能在根本上就会产生。人们在所有发生解释（它恰恰在青春型精神分裂中会不禁产生）［参见阿里埃提（Arieti）］中都必然保留这种可能性。在这里，建构现象学问题还是没有被触及。

我们在这里无法考虑：在何种程度上家庭情境①（尤其是与母亲的关系）事实上是基本状态图景的根本前提，或者在何种

① 参见数量众多的精神分裂病人的家庭研究工作。在这些工作中，贝特森、鲍文（M. Bowen）、李德兹（Th. Lidz）和韦尼的工作是最著名的。《精神分裂与家庭》这本书收录了 12 个最重要的英国学者的工作；1969 年底伦坎普夫在苏尔坎普出版社，为本书作了序言。

程度上家庭情境首先通过病人的异常评定收到其特定价值，并且在何种程度上母亲的性格会通过像安妮这样的病人，包含事实上在手之本质特征的投射记录或夸大。这些问题超出了现象学研究的框架。这里只涉及自然自明性的建构发生与人际间关系发展的紧密联系，正如安妮这样的病人所展现的。我们这里不能进一步展开在实际形成与建构发生之间联系的重要问题。（参见上文第 118 页）人们必须明白：自然自明性与主体间性的基本关系问题不能通过儿童期发育来解决，这也不能说明，这种研究不能为建构现象学提供重要材料。我们可以说：超越安全和危险的起源状态同时有这样的状态——因果性和意向性、自然和历史都通过这种起源状态在人类此在中相联系。

　　因此，自然自明性失落的建构现象学研究可以暂时得到完善。我们看到：自明性和自我状态不只是相互联系，而且是在共在事实性（mitmenschliche Wirklichkeit）中相互联系。他人不只是内世界存在的特例；只要对他人的关系是主体间确立的，并且同时构成了世界，那么对他人的关系，其实就是一种建构性要素（它共同确定了内世界性，并由此共同确定了人类此在的自然自明性）。

150

第九章　反思和非反思性精神错乱

　　根据迄今为止的讨论，人们可以说：我们希望病人所体验到的自然自明性失落（如果不是基本症状，但仍然是一种人类学根基）标志着精神分裂的基本症状。

　　这里要说的是，被体验到的东西以及作为体验被彻底反思到的自然自明性失落是很少见的，并且必须被视为例外；它确实是一种揭示了通常现象的例外①。相反的情况［更确切地说，过大的（即"非自然的"）自然自明性］更为频繁地得到人们的注意，而症状贫乏型精神分裂病人就带着这种过大的自然自明性，活在他们的世界中。这种过大的自然自明性提供了表现精神分裂"冷漠"的图景。直到现在，我们几乎还没有在现象学－此在分析的视角中，来理解过大的自然自明性。

　　病人的行为是这样的，就好像更不自然地出现在世界中的方式是：吊儿郎当、胡扯、懒散等。病人自然而然地、无忧无

---

① 在我们的 405 位精神分裂病人中，总共只有 23 位（17 位男性，6 位女性）属于这里的情况，在或多或少的时间中具有显著的反思能力，并且对整体状态图景产生了影响。在这 23 病人中，有 12 位（9 位男性，3 位女性）是青春型精神分裂。参见第 40 页的图表。

虑地过着日子，而这唤起并激怒了肤浅的观察者；然而，细心的观看者会非常震憾和惊讶，而不是把他们当作有些滑稽的妄想系统。

这种"不自然的"自明性最显著地表现为：病人在最高的心灵宁静中做着最错误的事。我们可以参考布姆克（Oswald Bumke）[①]所描述的父亲——他把他患癌的女儿放入圣诞树下的棺材里，或者参考宾斯旺格的病人——他为了凉快，铺了一层冷舌头在他的秃头上。我们的一个病人保罗（Paul P.），在他做决定时，用了最冷静的语调来回答问题："在原子时代"；在他当时所在的地方（放射系）："我不知道，可能在足球场上，可能在南方"，等等。另一位病人约瑟夫（Josef W.），以独特的垫着脚尖的方式出现，简洁地回答道："人们在生活中必须爬上高职位。"19 岁的汉斯（Hans S.）首先引人注意的地方是：他戴着洁白的羊皮手套在餐馆就餐；"只是这样简单"，他当时什么也不想。这种"只是这样简单"（einfach nur so）表达的是自明性，而它对我们来说完全不是自明的。与安妮的案例相反，我们上述陈述表达的是惊异：病人本身熟悉了异化，并与异常相同一。

当病人无所事事时，他们就是引人注目的。这说明：他们与他们的无所事事一起脱离了我们通常的社会框架。他们"到处"站着或坐着、哈欠连连，有时候开一些"不良的"玩笑，接受宽泛的嘲笑，不能平静地面对和接受其他人对他们的指责——他们非常地远离共同体，即在这个因缘和参考关联之外，寻找

---

① 参见宾斯旺格（1956，第 35 页及以下）。

我们共同的在世界中存在、我们的共在。在工作治疗工作室的访问中，青春型精神分裂病人阿尔弗莱德（Alfred I.）追忆了他为什么无所事事，他带着苍白的笑容说道："医生先生，我必须学习无所事事，这是一项困难的工作。"我们这里所考察的不自然的自明性，更多地源于病人纯粹的无所事事，而不是任意奇特的行为或语言方式。

20岁的克劳斯（Klaus-J. H.）首先是这样引人注意的：他轻松地寻找任意基础，但找不到榜样。在被问及为什么时，他说：他很清楚带有榜样指令（Musterungsbefehl）的因缘。尽管如此，他说出了这个事实：当有关世界的最自明东西已经被解决时，他还是出不去。

病人这种"不能"，表达了什么样的现身情态或共现身情态变异呢？这些病人脱离了承载我们的因缘和参考关联。他们不再能和直接给予我们动机、"驱动"我们的事物充分地发生牵连。他们的可牵连性（Angänglichkeit）发生了缩减。[1] 他们不再能操心，就像无忧无虑的人一样，并且他们的基本心境就是无忧无虑的。这解决了以前本恩（G. Benn）所描述的病人：他在战地军邮明信片上写道，前线以外的人很需要他的精神分裂冷漠。从反面来说，这种基本结构变异恰恰表明："操心"（Sorge）（海德格尔）对于人们在世界中的存在，是多么有建构性。病人对把我们固定在世界中的东西无动于衷。他们不能"在……"（bei）取得，[2]（既不能在他们的荣誉中，也不能在

---

[1] 参见海德格尔（1927，第137页）作为"去存在"（Existential）的可发生牵连性。

[2] 对于"在……取得"（Nehmen-bei），参见宾斯旺格（1964，273ff），卡里埃里（Callieri），普鲁特（Prütter）。

他们的自豪甚或任何东西中），经常是不能在虚弱的状态中取得。医生、护理员、女清洁工等为他们所做的事，在他们的看来是遥远的，如此的遥远，以至于对他们来说就像空虚的"重活和累活"；这里的后缀"-ei"表示：对他们来说，这里涉及的是他们无法参与的、封闭的工作和因缘循环。不被准许进入，所以他们就不再进入。精神分裂冷漠的本质，就是这种置身局外。

安妮面临的抉择在于：要么返回我们共同的生活与生活理解，要么去自杀；而我们大多数的病人不再进行这种抉择；他们已经完成了抉择。在极端的最终状态中，这些病人只知道基本的本能需要：饥饿、干渴、性（无节制的手淫），等等。在一定程度上，他们甚至类似于大脑痴呆。然而，非常明显的是：他们也发生了自我和世界关系的矛盾变化。海夫那（1963）在人类学导向的精神病理学系统框架内，提出了与崩解过程相对的限制和变异过程。这种区分至今仍然没有在不同的现象学层面上得到探索。通常的观点是这样的：正如大脑器官痴呆不再能按照社会和其他参考关系，超越基本的本能需要那样，这里所指的慢性精神分裂也不再能返回社会和其他参考关系。这是一个必须得到复核的观点。在这里，一方面必要的是对精神分裂和大脑器官性最终状态的比较现象学探索，另一方面必要的是概念解释（这些病人因何不再能返回），即这种不能"返回"所指示的"此外"意义。 154

我们认为：这些病人如此地远离我们日常的所有参考关系，以至于他们不再能"在……"取得。他们不再能以他们本身的空间性①，去适应我们共同的生活世界。由此可以理解：在精神分裂病人的存在理解描述中，总是会反复出现类空间的测定。韦尔希在 1946 年就报告说：精神分裂病人就像站在他世界的"旁边一样"，"偏斜的和不适应的"，"脱离了他的背景"并且"被冲压成形"，"就像木偶，而连着它的线一会儿紧绷，一会儿松驰"。

上述陈述试图把握这些病人现身情态②的生活世界位置。当我们更近地切入基本的现象学经验时，就会明白的：诸如"错乱"或"此外"这样的交际语言表达，不仅包含对他者的无受约束的描述。其实，这些表达起源于现象学所强调的、对生活世界锚定（海德格尔的在世界中存在）之结构变异的潜意识的、非主题化认识。这些结构变异显然不在通常对象经验的三维空间性中，而在此在的空间性中。对这些结构改变的修正，本身要用空间规定来表达；这意味着对这些结构变异的修正不是任意的，因为这些结构变异是独立的，并且（即使只是隐喻的）不涉及（属于其他建构现象学维度的）此在空间性。③

有一些病人将他们对生活世界锚定的结构变异，令人印象

---

① 更准确地说：广义上的海德格尔术语上手状态（Zuhandheit）是生活世界（胡塞尔）的建构性要素。与上手状态相应的是，此在空间性的本己方式（Heidegger，1927，第 101 页及以下）。下文所讨论的、此在现身情态与空间性之间的联系，就像身体问题一样，在海德格尔这里没有得到确定。然而，在对精神分裂病人的在世界存在的分析中，我们总是涉及这种联系。这是这样的一种状况：精神病理学的经验必然要求进行区分和扩展的普通现象学人类学。关于身体问题的现象学研究，可以参考帕德莱克（Adabert Podlech）、迈尔（W. Maier）、查那（R.M. Zaner）。对于内医学，普鲁格（H. Plügge）的工作是第一重要的，也可参考克里斯蒂安（Christan）（1969）；对于精神病理学，尤其是精神分裂，潘可夫（Gisela Pankow）的工作是第一重要的。

② "我们仅仅认识到病人所丧失的一小部分地带"（R. D. Laing，1969）。

③ 参见上文第 79 页和第 123 页。

深刻地表达了出来。一个年轻的青春型精神分裂病人弗莱穆特
（Freimut E.）张开双臂像蝙蝠一样滑翔，发出少见的声音，
穿过诊所的过道，并且像一个评论家一样宣布：他是"两个世
界之间黑夜阴影的传感器"。相比我们在这方面粗糙和大略的
精神病理学概念，黑夜阴影生物和"两个世界之间的漫游者"
（弗莱克斯）（Walter Flex）❶，以及类似于蝙蝠行为的混合，
（即使只是形象的）可能更恰当地表达了变异的存在论特征。
另一个青春型精神分裂病人（海尔穆特）完全自发地以他的方
式证实了韦尔希的描述："我就像一个木偶。"另一个病人汉
斯（Hans-J. K.）感觉到他的每个活动在整个本质上都发生了变
化："每个活动都触发了一种特定的惊恐感……没有语言可以
表达这种惊恐感，因为人们通常不是观察这种精神状态，而是
生活在其中……一切都在逐渐变化。这是人们无法表达的差异。"
他总是可以通过不同的肌肉紧张，成为完全不同的人（之前进
行了不自然的瑜伽学习）："真的（痛苦地），我完全不知道
我应该在哪里。"

　　这些病人和表达现象学方面的自我阐释，所表明的情况经
常是这样的：这几乎不是偶然。在精神分裂性错乱的研究中，
我们通过此在的现身情态方面，直接诠释了这些词语的空间意
义（不仅是有关怎么现身的问题，而且是有关现身处所的问题）。

　　尽管如此，我们在这些病人的混日子行为中，发现的不是
我们已经从安妮的陈述中知道的、"简单的随便生活"。在他
们这里，这种惯用语指的是健康日常此在的自然自明性。所有

156

---

❶　弗莱克斯（1887—1917），德国作家和抒情诗人。——译者

他人让他们感到妒忌的地方是，健康地、随便过日子，所具有的不可理解的－惊异的和被热烈盼望的属性。然而，这些病人的存在方式通过一种被反对的方式，"简单地"呈现出来：他们按照健康人本身不能的方式，进行着"简单的－任意的－如此－生活"（einfach-irgendwie-so-leben）。

因此，与自然自明性失落相对的是另一种自明性的过度。然而，二者是相互联系的。首先相对呈现出来的东西（自明性的过少与过多），只依主观筹划而定（即作为[①]病人所经历到的东西）。客观地来看，二者有同一个源头：使存在适应于情境之自然性的失落。

自然性不同于自明性。自然性规定了自明性与非自明性的尺度，并且它属于另一个反思层面。对健康人来说，情境本身就如其所是地那样是自明的。这不仅涉及事实性范畴筹划（第106页及以下），而且涉及主体相关模态，例如自明性或非自明性程度、非反思性或表达性主题化等（它们对主体相关模态是有益的）。上文（第138页及以下）已经阐释了：与情境相适应的东西，是由先验运作的主体间性共建起来的。关键在于：世界与自我关系的主体间建构，显然属于：在精神分裂过程中发生改变的东西，或者说世界与自我关系之主体间建构的不稳定性，是精神错乱发生的前提。

病人表现出来的 "冷漠的"自明性，也是一种主观的、非主体间建构的，并且（如果"自然的"这个属性只适用于后

---

① 关于这种"作为"的结构，参见海德格尔（1927，第32，33节，第44节b，第69节b）。正如我们将看到的，这里涉及自我展开状态与现身情态或被抛状态的关系。

者）是"不自然的"自明性①。让这些病人感到痛苦的（尽管只是在我们看来）也是自然自明性的失落。自然自明性的主观现身（Befinden），极端地与像安妮这样的病人相对抗，而自然自明性的现身情态不与病人相对抗。② 在这里，我们碰到了上述共现身情态（Mitbefindlichkeit）部分取消意义上的"外在于"。正如病人所经验的那样，他是否感觉到最外在的折磨并冷静地忍受它，是否根本不能发觉它或完全是在享受它，其次才会得到考虑，但是已经阐明了我们最后想要研究的、现身情态和理解的联结（海德格尔）。在这里重要的是：青春型精神分裂病人的情感既不同于变异的现身情态，也不能仅仅被看作是对变异的现身情态的"反应"。除了我们已经充分了解的空虚痛苦，特别典型的是可笑的兴高采烈或冷漠的无动于衷。

　　具有典型的青春型精神分裂本质变异的病人维尔纳（Werner S.）说："我完全不能像以前那样如此地兴高采烈；如此地兴高采烈……"沃尔夫冈（Wolfgang K.）说：在这时候，他必须经常笑，通常是针对可笑的事情，经常也针对他的笑。③菲利普（Philipp

① 人类的此在，正是在其"自然性"中，主体间地被建构出来的；这个观点超出了本书的框架。

② 由此可知概念"现身"与"现身情态"的术语差异。由于现身已经不再是心理学上可把握的东西（普鲁格），所以它属于人类内在世界体验的一种边界现象。现身情态与先验客观经验的事实相对（斯泽莱西）。它标志着贯穿内在方面和外在方面而可把握的、向身体的存在，即肉身化的方式（参见第35—39页）。

③ 在这里，他进行的是"思想闪光和语言游戏"。例如，他从他的师傅那里得到一罐漆，但他没有上当，而这罐漆里面放着他点亮的白炽灯泡包装，以便让他明白。青春型精神分裂病人用语言和思想进行的交往，以及其中所表达对于语言和思想的关系，本身就是现身情态的问题。

W.）在长期抑郁－妄想阶段后，处于逐渐更加冷漠的过程中；有一天，他说他是如此地"心血来潮"："我相信，人们称它为欧拉拉－心境（Olala-Stimmung）：在人们可以切断一切的地方，如此地冷漠、无动于衷。这在哪里都更容易，就像我年少时。我不再有以前那样的障碍。"在很多病人那里首先会被认为是改善，并且表明痛苦得到了克制；这两者（改善与克制）都是假象。

从心理动力学上来看，在很多青春型精神分裂病人那里，可笑的兴高采烈原来只是另一种（结构更基本的和一般预后更坏的）防御形式。我们的病人安妮有一次自发地说："您知道的，每当我长时间地和人在一起时，在等待时，有一样东西就是可笑的；或者当我在家里（在人们后来工作的地方）长时间地注意一样东西时，我必须极度地笑。仅仅就是这样——纯粹地对着完全不可笑的事情而笑。我在家里已经过说，我是极度的胡闹和孩子气。但是我仅仅是需要它，我不能总是如此严肃和成熟。但是这也不只是简单地笑：一种印象或一个人等是如此地令人痛苦，因此为了轻松些，我就尝试去笑。当我不能笑时……我就高声说话或转向任意东西，这样我就能让视线、注视离开我。这样的事经常发生在我身上。"在这里，我们看到了由无意识向有意识防御技术的过渡，但这同时表明：这种防御预先通过变异的现身情态开辟出来。

另一个病人，多罗特绝望地抱怨道："我确实可以严肃<u>些</u>，但是我又变得如此可笑。因此我无法严肃。我完全就在我的外面。我该做什么呢？"阿尔弗莱德（以痛苦的口吻）说道："我是如此可笑！"

福克斯－坎普（A. Fuchs-Kamp）报道了一个经过精神治疗的病人，而这个病人在青春型精神分裂之精神错乱消退以后，说到了他在（精神错乱）阵发开始时的胡闹："咯咯地笑，意味着某种可笑的东西、其实极严肃的东西、对一个人来说非常重要的东西；一些琐事会自行解决或被他人解决。"人们尝试"略过"事实性。长期以来有关精神分裂的机智和幽默而为人所熟知的东西［梅耶－格劳斯、克鲁斯（G. Kloos）、威尔福德（W. Willeford）和艾洛德（N. Elrod）］，在这里汇聚了起来。

笑[①]是让严肃无效的方式，另外也是让理解无效的方式。在每一次笑声当中，我们都涉及了向世界存在的部分取消。然而，健康人的笑当中也有这种向世界存在的取消，而且这种取消共同建构了人类存在的存在可能性，并且包含在共在、共现身情态和共理解的整体之中。这说明：（至少在原则上）一起笑的可能性始终存在，而笑的"传染性"就以这种可能性为基础。更重要的是：健康人的笑，在脱离具体的情境联系时，仍然保持在他们的世界关联之中。在向可笑行为的过渡中，这种笑就迷失了。在这里，严肃和不严肃，不是动态关联的；不严肃是绝对化的，并且脱离了辩证联系以及世界关联性。所指与能指的结构关系破裂了。取而代之的是，在精神分裂的在世界存在中，我们普遍地看到了不被允许参与和不能或不愿参与之间的相互增强（在恶性循环的意义上）。这些病人既不能发现，也不能把握基础和缘由。

我们这里不探索发生问题（就这种不被允许参与，是由

───────────

① 参见拜坦迪耶克、普莱辛那、查特等人的现象学研究。

生活历史因素共同决定而言）。但是，19 岁的电器学徒保罗
（Paul B.）解释了：在现实无根基性的背景下，多少可笑 - 冷
漠的行为，可以被我们作为精神分裂性错乱的表现；他在 4 岁
时被遗弃在东普鲁士的河边，然后被未知人士带到中德并在那
里被养大。人们无法确定他的出生日期。他的姓名与生日是官
方随意编制的。（官僚机构的处理导致：他有两个不同的虚拟
生日，因此他在我们诊所的住院期间，我们必须去鉴别他的生
日：这两个相差了一年的生日，到底哪个更接近一些呢）。在
17 岁迁往西德后，他在很多学徒岗位上都由于"懈怠和执行缺
乏"而毫无所成，而且他还有小的欺骗行为，并被指责有同性
交往。在作为辅助工时，他由于在圣诞前夕闹事而被学徒之家
解雇。在一次于工作场所的不明"虚脱"之后，他被送入地区
医院；在之前没有表现出任何自杀意图的情况下，他非常出人
意料地从三楼的大双层玻璃窗中跳出。他受到了压迫骨折，并
被送到我们诊所，而他在作为昏呆状态的、冷漠的麻木不仁之
后，很快表现出活泼的、可笑的 - 无所谓的不计较和粗鄙 - 胡
闹的行为。只有偶然表现出来的、被掩盖的、迷惘出神，反映
了他的以极端身份丧失为特征的心境。这种疾病的进程是不良
的。尽管做出了大量的治疗和康复努力，还是无法避免长期的
住院。

　　在精神分裂之精神错乱本质的问题框架内，首先让我们
感兴趣的是：源自我们共同的、主体间建构的生活世界显现
（Heraustreten）。这种显现，显然具有不同的方式。我们看
到，青春型精神分裂之可笑的无动于衷，绝不只是值得羡慕
的、纯粹享受的表达，而是（即使不总是，也经常是）不可控

制的存在困境的背面（他们不再能经验到对立）。但是在另一方面，青春型精神分裂之可笑的无动于衷，也肯定不能被充分地认为是防御机制，因此这个方面对于每种精神治疗行为来说都是重要的。这种防御形式其实已经以"能够在外面"为前提了。青春型精神分裂之可笑的无动于衷，如果最终可以被理解为是防御形式，那么它其实很符合本己的此在风格——超然冷淡的此在风格。这里所指的东西，可以用病人荷尔德林（Johann Christian Friedrich Hölderlin）❶ 的一些诗来表达，但是也可以由梅耶－格劳斯（1921）的病人来表达——这位病人主要作为"圣子"从事小锡纸片的抛洒并说道："当人们玩弄事实、破坏事实的精神时，这就是整个的生活。"

所有这些案例涉及特定的置身局外（Draußensein）、向世界存在（梅洛－庞蒂）的部分取消，而这要依赖它们结构中所有的心理动力意义可能性在现象学中得到阐明。

这种"置身局外"就是形式各异的青春型精神分裂情感的特点。当病人被描述为是平淡的、无聊的、可笑的、乏味的，且没有调整、没有共振、没有共鸣的时候，与之相关的不仅是这样的情感或心境，而且是被掩盖的、更普通的、更基本的东西。精神分裂性错乱与抑郁的异化体验完全不同，因为前者不以情感领域为基础；正如安妮这样的病人所揭示的，精神分裂性错乱先于情感改变。此外，相对非根本的是：心境是欢快的还是抑郁痛苦的。起决定作用的是空虚——它使兴高采烈蒙上了可笑的色彩，但它就以青春型精神分裂之绝望（参见"空虚的痛苦"）

---

❶　荷尔德林（1770—1843），德国著名诗人、古典浪漫派诗歌的先驱。他从 1798 年开始处于精神分裂状态，1807 年起精神完全错乱。——译者

（鲁芬）为特点的，并且可能最纯粹地在冷漠的无动于衷当中表现出来。"空虚"、"可笑"、"乏味"、"平正"等特征，就是我们习惯用来将差异诊断或差异拓扑精神分裂与躁狂抑郁区分开来的东西。这些特征涉及的不是情感本身，而是框架——心境与情感就在这个框架中被列入此在的整体。现身情态不只是由情感和心境组成的上级概念，而且是自我关系和世界关系决定的东西。现身情态不仅影响到了情感和心境的如何，而且影响到了情感和心境的如此（Daß），即作为这些情感和心境的境况（Gestimmtsein）。境况在这里不是存在论意义上的、不变的形式结构对象，而是其多种多样的模态（它在别的地方几乎不会像在青春型精神分裂本质变异中那样有明晰的展现）。因此，青春型精神分裂病人所发生的变异，不是情感生活[1]或心境领域，而是体验的先验框架（自我关联和世界关联类型的框架）。

非常显而易见的是，（不同于宾斯旺格、库恩和海夫那的此在分析研究）我们的关注点首先不是病人的世界筹划和自我筹划[2]，而是病人现身情态的变异。正如一开始就已经强调的，在青春型和简单型精神分裂中去认识病人现身情态的变异，比在妄想型中更容易。但是，正如妄想的世界筹划和自我

---

① 精神分裂病人没有基本的情感紊乱；韦尔克（Wieck）（1969，第141页）也提出了这一观点。

② 在海德格尔看来，此在筹划源于原初理解。这里的理解指的不是理性分析，而是更直接的世界关系（它首先决定了某种东西怎么被经验到、体验到和把握到，然后决定了某种东西如何被掌握）。表达理解就是前表达理解的边界情况。这种方面带有非理性主义的危险；但是它在某种程度上对于精神分裂的精神病理学有特殊的意义。

筹划不能（在不考虑作为它们基础的现身情态的情况下）完全充分地被理解[1]，所以反过来，在青春型精神分裂中，现身情态不能在没有与之相应筹划（它决定了病人所体验的东西）的情况下，体验和把握其所遭遇到的东西。精神错乱总是通过现身情态，以任意方式关涉到自我理解、世界理解以及此在的展现。

　　在上述自然自明性失落与其他青春期精神分裂病人日常所体验到的异常自明性的对比中，涉及的东西是现身情态与理解之间极端的相符可能性： 162

　　1. 正如现身情态的变异所表明的，理解（即自我理解和世界理解）没有发生基础位移（Bodenverschiebung）。当它脱离了现身情态（尤其是共现身情态）的自然基础时，现身理解就停止了，换言之，（正如我们已经看到的）理解是自然自明性的基础。非现身的理解，退回到了对非现身情态的理解中。"特定的不可理解"（穆勒－苏尔）对病人来说就是主要的问题和"内容"。当一个像安妮这样的病人反复绝望地结结巴巴地说道："对我来说，一切都是难以理解的……"时，"特定的不可理解"表现得很明显。在所有这些病人［安娜、卡尔海因茨（Karlheinz E.）、维尔海姆、海尔穆特、卡尔海因茨（Karlheinz Z.）、伊丽莎白、乌尔里希（Ulrich E.），等等］身上引人注意的是：他们高度的自我反思水平与对日常生活微小要求的拒斥之间不一致。当所有通往现身情态的桥梁都中断了，并且整个前表达的世界理解和自我理解都泄露的时候，理解还维持着它的自治

---

① 　宾斯旺格最后的著作（Binswanger，1965）研究的正是妄想。

（即不变成妄想）。①结果就是精神分裂的不知所措［它在少数"反思划界"（西姆克）增强的情况下会维持很长时间］。

2. 理解似乎会被变异的现身情态所吸收和消灭。它通常涉及"渐进征服"（梅耶－格劳斯）的类型。自我和自我理解以更基本的方式脱离了基础，而没有为解释或撤退秩序尝试的任意形式保留空间。结果就是精神分裂的"无动于衷"，差不多所有心灵生活的空虚、冷漠和萎缩在完成非反思和最高程度的反思精神错乱的两极之间，精神分裂症状学表现为不同的解释形式的谱带，正如基斯克在心理规律－拓扑视角下所详尽揭示的。②最重要的形式无疑是妄想经验；在这种经验中，理解成为了变异的现身情态的工具或手段。我们在这里有意识地排除了妄想经验。

然而，在我们研究框架中有一种更特殊的解释变种特别值得提及。它就是精神错乱的伪任意接受。自然自明性失落让人印象深刻的地方不是失落，而是释放（Befreiung）。在首先下意识改变的现身情态基础上发生的是：自我与世界筹划的自发改变。这种改变同样在行为和生活领导的变态以及世界观的根本变化中表现出来。当现身情态与理解，在超越层面上发生对立时，它们就在精神病理学层面上也发生了对立（Blankenburg，

① 这里还涉及精神分裂之"理解拒绝"（巴什）的特殊形式，而这种"理解拒绝"也意味着"此在拒绝"（斯道希）。这两种表达显然都要在之前完全没有阐明的"好像"的意义上，来进行隐喻的理解。

② 这里显而易见地涉及的不是有意识的解释，而是被抛与筹划的辩证法、现身情态与理解的辩证法（正如下文所阐明的）。在基斯克这里，这种辩证法表现为未被经验到之场力的动力学，即摆脱秩序倾向与回归秩序倾向的交互（这时重点完全在于后者）。

1965d）。

　　各种各样脱离预先给予之共在框架的尝试，就可以作为拉开青春型精神分裂性错乱序幕的案例。一个到那时为止仍然麻木不仁的、迟钝的和漠不关心的混着日子的年轻人阿诺（Arno M.），突然被教育发烧①和奋发向上所侵袭，而准备到巴黎去学法语，但是他在那里没有良好的进展，并且只能装个样子地进行学习，直到他最后在一个晚上完全沦落和精神错乱地（类似于由法国归来的精神分裂病人荷尔德林）来到他父母的家。一个听母亲话的儿子维尔纳（Werner S.）带着手枪前往瑞士，后来［和强迫症的－自恋的商业学徒汉斯（Hans S.）一样］组织了拦路打劫。一个有才华的中学生德特莱夫（Detlev J.）尽管在学校取得了让老师和父母惊讶的好成绩，开始交起了穆斯林的笔友，并且（他之前是一个极其明显的"幼兽"）②突然在没 164有通知任何人的情况下，前往北非旅行并皈依伊斯兰教，而他回国不久之后就表现出了精神病。这些案例的清单可以再延伸。这涉及（每个精神科医生都知道的）经常特别有害行进的精神病的前驱症状。

　　在更为慢性的进程或残余状态中，流浪者存在（Landstrei-cherexistenz）（参见 Wilmanns，1906，1940）也承担着这样的功能。现在这些病人更想成为游手好闲的人、嬉皮士或"存在主义者"（Existenzilisten）。因此青春型精神分裂病人维尔纳说："我是一个存在主义者，对我来说一切都无所谓，我不需要奖状。

――――――――

① 我们经常在嫁接性青春型精神分裂病人那里观察到类似的开始。
② 胡勒曼（1965）特别清晰地探讨了作为青春型精神分裂之前精神病发展的"幼兽此在"。也参可参见基斯克和苏沃尔德－斯特罗策尔。

存在主义者就是对一切都无所谓的人……。"

这样的发作症状（康拉德称之为"前阶段"），类似于特别含混状态中的青春型精神分裂情感。这些发作症状既不能专门地被理解为是因果决定的结果或精神错乱的朴素表达，也不能专门地被理解为是一种解释形式。与我们打交道的是自由与必然、间接与直接之辩证法中的特定中间阶段。世界筹划与自我筹划的变异，让人印象深刻的不只是精神错乱的流溢，而且是精神错乱的尝试（它后退到了草拟的自由空间中）。

从病理发生学上来看，这些症状处于特别含混的状态中。这不仅涉及现身情态与理解之间的辩证法，而且涉及现实情境和理解（或筹划）之间的辩证法。筹划必须既符合内在生活状态（现身情态），又符合外在情境。[①]

除了病人本身引发的情境，还要考虑病人没有参与的情境。我们不仅必须把握在精神错乱基础上出现的世界关系变化，而且必须把握由不受影响的生活状态引起的世界关系变化。年龄已经作为这种变化，进入到了新的情境中。这并不是偶然的：这些精神病首先出现在后青春期——在这个生活阶段，自立的主题（Kulenkampff, 1964）自然是一个范例。

在人们于青春期精神分裂初期发现的生活根本变化中，在每种情况下都不相关的是：病人尝试在变异的现身情态中，通过变异的世界筹划和自我筹划以及由此导致的行为方式去获得情境［面对这种情境，联系（即现实绑定）倒还能得到维持］。

---

① 人们也可以让外在情境隶属于广义理解中的现身情态。这里涉及的不是词法，而是这个问题：在世界中存在之变异的复杂结构，如何在概念上得到最大的维护。

经常出现的问题是：特定先验组织在强迫的情境变异以及本身的成熟中，是提升还是不提升。"复杂情境痛苦"（Baeyer，1966）的问题就产生了。这个问题的答案取决于意识形态和方法论的前定（Conrad，1958）——它不通往有效的替换项，而是成为了更细微的经验事实，而且它是当代精神病学的最重要任务。如前所述，尽管现象学研究不能促进病理发生因素的条件分析分类，但它可以促使人们注意到区分主导的设问和意象模式的必要性。

　　在更纯粹的形式中，我们发现了对上述精神分裂性错乱的特征把握——病人不仅完全普遍地尝试接受异在，而且尤其尝试接受本己生活筹划中的精神失常。精神分裂病人心甘情愿的不习惯性（格鲁勒）及其"向着陌生的特性"（卡尔·施奈德）（Cark Schneider）❶就已经指向了这个方向。更早的工作（Blankenburg，1965d）报道了 17 岁的中学生汉斯（Hans-J. K.）；他的疾病是这样的开始的：正如他所说的，他尝试在他的同学面前"从完全确定的缘由出发去表演分裂精神病"。在这时候，他也总是反复保证（部分是哀求地，部分是挑衅性地要求，但他仍相信）：他只是扮演"精神分裂病人"（他总是一再尝试通过只是很短暂的标准行为去"证明"），而没有注意到：他的这种"表演"已经长时间地不再是表演了。在这种"表演"中，表现出来一种此在方式——在这种方式中，现身情态的潜意识变异决定了

---

❶　卡尔·施奈德（1891—1946），德国精神病学家和教育学家。他于 1933—1945 年间担任海德堡精神治疗大学诊所的主任。他于 1940 开始担任纳粹 T4 计划（杀害心智不健全者和精神分裂症患者的计划）专家，并于 1946 年自杀。今天他被视为纳粹医学犯罪的关键人物，但同时也被视为精神分裂研究中的原创研究者，并且是他那个时代精神分裂治疗书籍的最佳作者。——译者

计划，并且在自由的假象下起作用，而这时现身情态的潜意识变异就通过作为筹划之筹划，重新整合到人类自我可支配性[1]的自由空间中。在这里我们在更纯粹的表演－意愿或表演－必须中，面临着上述双重性或模棱两可性——它在其辩证结构中（按照自治和他治之间的变异状态）把精神错乱的问题规定为普通人类学问题。[2]在慢性进程中会有这样的病人：他们卖弄他们的精神病，以至于在一定程度上表演他们的精神病，甚至知道如何细致地去表演。这里通常涉及的是伪精神病理学或伪神经机能症精神分裂［参见霍克等、齐伯格（G. Zilboorg）的"流动精神分裂"，施密德伯格的"边缘状况"，本尼迪特的"边缘精神病"］。[3]

每种情况都涉及自明性的自然性，即涉及主体间建构的、生活世界的锚定方式。这些表达都有"自明的"以及"自然的"意思，但它们有不同的着重点；前者更多地强调此在的超越主观建构，而后者更多的强调此在的超越客观建构。因此，自然性的概念更为基本。它指示了自然先验、人类栖居的自然处所（斯

①　参见基斯克的作为"精神分裂的自我可支配性变化"（Kisker，1960，第 26 页及以下）的精神病推力解释，另外还可参见阿伯力（P. Abely）：他将青春型精神分裂理解为"自由整合的最终堡垒"（Abely，1965）。

②　这里不仅涉及精神分裂形成在任意精神病理学上、可归类的和心理动力学上清晰的变种，而且涉及人类学问题；在莎士比亚那里就有了对它诗意和有效的表达。

③　在之前的解释中，只涉及源自非常宽泛的内源性与自由之辩证法问题的部分方面。没有涉及的是对作为自我负责的精神病的接受。冯·拜耶在 1954 对这个问题进行了详尽的研究。精神分裂病人（在他们的自我解释中）在他们精神病开始时（如 Blankenburg 1965b 所举的案例），经常会根据自我经验，产生负罪感，例如渎神感、"类神存在"感或进行重大诱骗的意识。关于这一点，给人特别深刻印象的是施瓦伯（Schwab，1919）所说的边缘精神病的自我描述。与负罪主题相联系的问题在斯道希、塞莱拉（Martti Siirala）以及其他人那里得到了进一步讨论，而在这里就不再讨论了。

泽莱西），并同时开辟了通向与它相似的规范性概念的超越客观决定的道路。[①]

在经典精神病理学的框架中，规范之规范性是预先给予的、源于前科学经验与生活实践的概念；规范之规范性作为尺度而预先存在，并且只是依据精神病理学行为状态而进行准确的表达，然而它凭借它自己的认识手段既不能澄明也不能奠基。这是现象学研究的任务。首先，规范之规范性是方法论出发点，而规范性及其基础的结构作为锚定问题，是主体间建构生活世界中的主题。

存在着许多异常的心灵状况。人们只需要考虑不同的外源反应类型，以及抑郁、躁狂、恐怖、强迫以及其他症候群。在所有的现象背后，精神分裂性错乱揭示了被强调的异常类型，而相关的规范概念就通过这种异常类型得到了特殊的聚焦。在规范的、在世界中存在的建构中，对此在之精神分裂变异的研究，总是在特殊的现象学视域尺度中得到深化。

"规范"以及"自然自明性"概念具有何种普适性呢？源于比较精神病学的经验，[②]起着关键的作用。例如，瓦尔夫（1966）从越南报道说：那里存在着一个病人能够脱离的、承担自明性的领域，而它不处于与我们一样的尺度中。这说明之前研究结论的适用性是有限的。自然自明性仅仅是与特定社会文化条件相联系的现象吗？

167

---

① 有关规范和规范性问题，参见雅斯贝尔斯（1959，第236，237页，第305页及以下，第366页及以下）、Müller-Suur（1950）、昆茨（1954，1955）、霍菲（1959）、斯特劳斯（1961，1963）。

② 查特（1967）有同样的意义。

那坦森（1963，第912页及以下）为了给精神病学上可用的、能够经受文化相对攻击的规范概念进行奠基，强调了规范内容与规范形式之间的区分。因此，各种依赖历史和人类学条件之规范的东西是那么多，而规范的一般那样（Daβ）是那么少："对于人类状态来说具有普适性的是：人类在一切地方、一切时候都承认：存在着一种对于特定情境来说是相称和正确的行为方式。与此相关的看法（在既定情境中应该是正确的行为）是不同的……但是被期待为规范行为的东西，是人类经验中的不变项。"人们可以说到源生活世界，而规范之规范性就依据源生活世界的本真结构得到确定。因此，源生活世界是一种人类生活世界之多样性的结构模型。更准确地说：与规范概念之基础相关的是，对在主体间建构之生活世界中锚定的不同模式的循环标记。

这意味着：人们必须在他们的主体间建构中去认识各自的生活世界，以便判断行为的精神病理学相关性。向恶性肿瘤病人的女儿赠送一口棺材，在我们的文化圈只属于乖戾者的"穿越"世界；与此相反，在古中国的生活世界中，这是一件自明的事情，因为这是社会许可的行为方式（Binswanger，1956，第41页）。正如我们已经经验到的，当黑森林农夫误以为马厩中有"坏人"，并甚至尝试伏击他时，他还是居留在他周遭的主体间建构的生活世界中，并且从精神病学上来看，他是健康的。然而，当他的儿子在一个山洞里，于妄想中看到一个圣母的形像在动，水"加满"且变成了油时，他就把儿子作为精神病人送到诊所。这些意象内容几乎看不出差别；首先，对这些意象内容之根源或从主体间建构世界的脱离状态的准确认识，使它们直观化了。正如在表语中那样，我们这里首先感兴趣的前表语世界关系是

这样的：要另做他论的农村姑娘、家庭妇女、女时装模特儿或
女演员的做作行为。因此，那坦森的理论既对规范概念的理论
基础来说，又对精神病学日常生活的差别诊断进程来说，是暂
时的开端。

　　但是，那坦森的理论（"规范特性"独立于社会文化差别）
需要进行一定的纠正。对健康人之生活世界锚定（第85页及以
下）的普通现象学考虑认为，不仅要考虑生活世界的内容差异，
而且要考虑它们生活世界性的强度。这种等级在精神分裂人格
发展与精神分裂之精神病之间的边界领域中，起着相当大的作
用。我们现在对于前表达世界关联及其变异，仍然知道得太少。
尽管人类此在固定在对于他来说总是自明的东西上，但没有特
定规模。自明性的强度以及自明的范围不是固定的。一定要考
虑的是：自然自明性失落在精神病人那里意味着什么，以及在
其他人那不意味着什么。这种狭窄边界的多变性总是存在的。
更准确地说，这些边界至今仍是未知的。我们很难进行比较，
因为没有可靠的尺度。在如自明性、日常性、熟悉性这样的现
象中，在习惯性和非习惯性的差异中，在此岸与彼岸的差异中，
不是在如我们这里给予此在以空间的同样意义上，在如实在、
真理、自我等关系与我们有基本差异的地方（正如东亚的例子
所表明的），不只涉及其他的生活世界，而且涉及其他的生活
世界性（Lebensweltlichkeit）。因此，显然在其他生活世界性
的框架中，存在着主体间保障的常量，而它使区分精神病与非
精神病成为可能（总是对本土本身来说）。人们也必须说到精
神错乱；只是按照迄今为止的经验，人们对前表达世界关系的
所知仍然少于对表达世界关系的所知。

169

　　与那坦森不同的是，人们不接受"规范特性"的严格常量，但接受"规范特性"的有限多变性。当对异常的充分清晰区分，相比在生活世界中更少得到准确规定时，这种生活世界锚定之多变性的有限性，显然总是许可对规范性的充分清晰区分。这意味着：自然自明性的失落既在不同的强度上，又在最不同的人口中存在。只要人类不能自由地控制他在世界中的自立（即：只要人类是自然存在），那么人类就需要自然自明性。

　　我们在这里致力于：在此在时间化的框架内，从自明性与自立的主体间建构中，去看自然自明性的自然性（健康习惯性的健康性）。我们需要对这种复杂结构进行更深入的研究。很多问题仍然存在。其中最重要的是：自然自明性失落在什么样的独立状态和程度上具有病理的意义。我们所强调的，不是自然自明性作为此在整体中的非疾病部分，而是它作为此在整体中的不可分部分。对于病理性、正常性或异常性来说，具有决定作用的是：自明性——自立——和主体间性（三个要素：以最紧密的方式相互交织和揭示）之间的辩证关系。这需要很多进一步的工作，以阐明自然自明性出现以及我们在临床诊断中描述精神分裂的状态图景的条件。在类似研究展开之前，在健康的、神经病的和精神分裂病人的发展中，这种自然自明性失落有着不同的意义。这里要求对生活世界锚定的更细微研究和确定的可能性。这里的目标就必须是：逐渐发掘现象学本质确定对于经验科学（即临床精神病理学）的总体宝库。为了完成这个目标，我们还要继续努力。首先要考虑的是：这个"宝库"本身要持续的增长，而目标就必须是将本质和经验带到更狭义的变异关系中。

170

第十章 结语

之前的工作致力于精神病理学与现象学人类学之间的沟通。主题是基本精神分裂的本质变异（疏远）。研究首先指向前意向的世界关系。病因学问题没有列入考虑。为了进入基本结构，没有如通常那样从妄想出发，而是从症状相对贫乏的青春型或简单型精神分裂出发。

按照经验材料，对自然阐释最高值的研究，源于创造性症状学的最低值。在405位精神分裂病人中，有59位有一定的反思能力，但只有23位是非常显著的，并且有长时间的状态。在这23位中有12（总数是153）位青春型精神分裂病人。因为课题取决于纯粹量化的选择原则，所以课题首先（不是绝对专门地）聚焦于对案例的现象学分析（这个案例提供了自我阐释的相对最优值，并表现出了少有的清晰性，而在其他多数病人那里，只有一般的表达）。

方法是现象学的。现象学方法在精神病理学框架内的发展，培育出一种它自己的层次。正是在与这种方法（它的基础是现象学悬搁）的特殊联系中，对象（精神分裂错乱）得到了揭示；在这种基础上，构成自我关系和世界关系的结构（先验组织）

（transzendentale Organisation）得到了探索。特殊的关注给予了现身情态。

现象学分析的出发点和指南是对"自然自明性失落"的抱怨。这种失落依照世界关系、时间化、自我建构和主体间建构得到了探索。首先术语上是完全不确定的，它在研究过程中获得了概念的轮廓。我们通过这个论题（自然自明性失落表现为本身不是病理性的，而是自明性与非自明性之间失衡的此在发展的推进要素），对概念进行了发展；

172　　　　最后，只有这种动态的失衡（人类学失衡）不利于自明性。

除此之外，分析还涉及："自然自明性"的自然性，显露于自明性与自立的支持，以及它们在主体间建构生活世界（胡塞尔）中的锚定中。

以下是概括：

1. 日常的自明性在成问题性中发生了变化。在本身不被允许时，这些病人就不再能允许。能力（能够去做的经验）在非常特殊的、接近被描述的意义上丧失了。健康人用来构建他们经验世界的印象，（例如被体验为无意义的疼痛）变成了不可加工的、对此在组成结构的入侵。

2. 超越机体的重组同时表现为时间化的重组：先验和后验的角色发生了改变，在某种程度上甚至发生了调换。"先验完美"发生了退缩。由此导致了"向后"的非连续性。这种人们借以无忧无虑地进入到未来（即成长和成熟）的基础丧失了。

3. 自然自明性的缺乏对应于自立的缺乏（自我虚弱）。在这里，对自然和超越自我的现象学区分很重要。世界关系（也包括非妄想型精神分裂）所塑造的自闭症，表现为对自然自我的（极力）追求（自然自我接管了超越自我的功能）。

4. 在精神分裂中，长时间以来为人所知的在人际间领域中的紊乱，不能被简单地分类为或从属于自然自明性失落。相反，自然自明性失落是在主体间建构的。精神分裂疏远的本质，在根本上是共同根植于生活世界的、不足的主体间建构。

最后，在可反思的精神错乱中获得的洞见，也可以受益于在精神分裂症（尤其是症状贫乏的进程中）中更频繁出现的对非反思精神错乱的本质理解。

在这种关联理解中要考虑到的是：现象学分析的内容不能　173
硬塞进形式上间接的最终结果中。最终结果的基础在本质上其实是"研究的感性进程"（冯·拜耶）。病人的陈述既不能作为特定理论的证明，也不能作为它的应用对象。现象学阐释学的特殊意义其实是提供对于经验和理论的交互渗透，即透过理论来看经验、透过经验来促进对理论的必要具体化和辨析。

参考文献

Abely, *P.*: L'hébéphrenie, dernier bastion de la liberté intégrale. Med.
Psychol. *123*（Ⅰ）533（1965）.

Alsen, *V.*: Diskussionsbemerkung. In: Problematik, Therapie und
Rehabilitation der chronischen endogenen Psychosen. Hrsgb. *Fr.
Panse*. Forum der Psychiatrie Nr. 19. Stuttgart 1967, S. 246.

Arieti, *S.*: Interpretation of Schizophrenia. New York 1955.

Baechler, *B. O.*: Psychopathologie der Zeit. Fortschr. Neurol. Psychiat.
23, 249（1955）.

Baeyer, *W. v.*: Über konformen Wahn. Z. ges. Neurol. Psychiat. *140*,
398（1932）.

Baeyer, *W. v.*: Die moderne psychiatrische Schockbehandlung.
Stuttgart 1951.

Baeyer, *W. v.*: Zur Psychopathologie der endogenen Psychose. Nervernarzt
24, 316（1953）.

Baeyer, *W. v.*: Über Freiheit und Verantwortlichkeit von Geisteskranken.
Nervenarzt *25*, 265, 417（1954）.

Baeyer, *W. v.*: Der Begriff der Begegnung in der Psychiatrie. Nervenart

26, 369 （1955）.

Baeyer, W. v.: Diskussionsbeitrag zu den Referaten von Weitbrecht, Conrad und Bally in Bad Nauheim 1958. Nervenarzt *30*, 507（1959）.

Baeyer, W. v.: Erschöpfung und Erschöpftsein. Nervenarzt *32*, 193 （1961）.

Baeyer, W. v.: Situation, Jetzsein, Psychose. In: Conditio Humana. Erwin W. Straus on his 75th birthday. Ed. W.v. Baeyer, R. M. Griffith. Berlin-Heidelberg-New York: Springer 1966, S. 14-34.

Baeyer, W. v.: Jugendliche Problematik und Reifung in ihrer Bedeutung für die Psychiatrie. Ruperta-Carola 20. Jg. （1968） Bd. 45, S. 167-174.

Bash, K. W.: Lehrbuch der allgemeinen Psychopathologie. Grundbegriffe und Klinik. Stuttgart 1955.

Bateson, G. Et al.: Toward a Theory of Schizophrenia. Behav. *Sci. 1*, 251-264 （1956）.

Bellak, L.: On the Etiology of Dementia Praecox. J. Nerv. Ment. Dis. *105*, 1 （1947）.

Bellak （Ed.）: Schizophrenia, a review of the syndrome. New York （Logos Press）1958.

Bellak （Ed.）: Research on Ego Function Patterns: A Progress Report. In: The Schizophrenic Syndrome. Eds. L. Bellak and L. Loeb. New York-London 1969.

Benedetti, G.: Die Welt des Schizopherenen und deren psychotherapeutische Zugänglichkeit. Schweiz. Med. Wschr. *84*, 1029 （1954）.

Benedetti, G.: Dialektische Begriffspaare in der Psychotherapie. Jb. Psychol. Psychother. Med. Anthropol. *9*, 304 （1962）.

Benedetti, G.: Der psychisch Leidende und seine Welt. Stuttgart 1964.

Benedetti, G.: Die Daseinsanalyse in der Sicht eines Psychiaters. Jb. Psychol. Psychother. Med. Anthropol. *11*, 272 （1964）.

Benedetti, G.: Psychopathologie und Psychotherapie der Grenzpsychosen. Praxis d. Psychother. *12*, 1 （1967）.

Benedetti, G., H. Kind und F. Mielke: Forschungen zur Schizophrenielehre 1951-1961. Fortschr. Neurol. Psychiat. *25*, 101 （1957）.

Benedetti, G., H. Kind und A. S. Johannsson: Forschungen zur Schizophrenielehre 1951-1961. Fortschr. Neurol. Psychiat. *30*, 341, 445 （1962）.

Benedetti, G., H. Kind und V. Wenger: Forschungen zur Schizophrenielehre 1951-1961. Übersicht. Fortschr. Neurol. Psychiat. *35*, 1, 41 （1967）.

Beres, D.: Ego Deviation and the Concept of Schizophrenia. In: The Psychoanal. Study of the Child. New York 1956, *2*, 164-235.

Berg, J. H. Van den: The Phenomenological Approach to Psychiatry. Springfield 1955.

Beringer, K.: Beitrag zur Analyse schizophrener Denkstörungen. Z. Ges. Neurol. Psychiat. *93*, 55 （1924）.

Beringer, K.: Denkstörungen und Sprache bei Schizophrenen. Z. Ges. Neurol. Psychiat. *103*, 185 （1926）.

Beringer, K.: Das Schizoid. In: Die Schizophrenie. Hb. D. Geisteskrankheiten. Hrsg. O. Bumke, Bd. IX, Berlin 1932.

Berger, P. und Th. Luckmann: Die gesellschaftliche Struktur der Wirklichkeit. Ffm. 1969.

Berze, J. Und H. W. Gruhle: Psychologie der Schizophrenie. Berlin 1929.

Binder, H.: Zur Psychopathologie der Zwangsvorgänge. Berlin 1926.

Binswanger, L.: Einführung in die Probleme der Allgemeinen Psychologie.

Berlin 1922.

Binswanger, L.: Ausgewählte Vorträge und Aufsätze. Bd. I. Bern 1947.

Binswanger, L.: Ausgewählte Vorträge und Aufsätze. Bd. II. Bern 1955.

Binswanger, L.: Drei Formen mißglückten Daseins. Verstiegenheit, Verschrobenheit, Manieriertheit. Tübingen 1956.

Binswanger, L.: Schizophrenie. Pfullingen, 1957.

Binswanger, L.: Der Mensch in der Psychiatrie. Pfullingen, 1957.

Binswanger, L.: Psychiatrisches Denken der Gegenwart in der Schweiz. Jb. Psychol. Psychother. *6*, 175（1958）.

Binswanger, L.: Melancholie und Manie. Pfullingen, 1960.

Binswanger, L.: Das Wahnproblem in rein phänomenologischer Sicht. Schw. Arch. Neurol. Psychiat. *91*, 85-88（1963）.

Binswanger, L.: Wahn. Beiträge zu seiner phänomenologischen und daseinahalytischen Erforschung. Pfullingen, 1965.

Bister, W.: Über die Zeiterfahrung des Schizophrenen. In: Zeit in nervenärztlicher Sicht; hrsg. Von G. Schaltenbrand. Stuttgart 1963.

Bister, W.: Symptomwandel bei Schizophrenen in psychotherapeutischer Sicht. Stuttgart 1965.

Blankenburg, W.: Daseinsanalytische Studie über einen Fall paranoider Schizophrenie. Schw. Arch. Neurol. Psychiat. *81*, 9（1958）.

Blankenburg, W.: Aus dem phänomenologischen Erfahrungsfeld innerhalb der Psychiatrie. Schw. Arch. Neurol. Psychiat. *90*, 412（1962）.

Blankenburg, W.: Persönlichkeit, Dasein und Endogenität. Confinia Psychiatrica *7*, 183（1964）.

Blankenburg, W.: Psychotherapie und Wesenerkenntnis. Jb. Psychol. Psychother. med. Anthropol. *12*, 294（1965a）.

Blankenburg, W.: Zur Differentialphänomelogie der Wahnwahrnehmung. Nervenarzt *36*, 285（1965b）.

Blankenburg, W.: Die Verselbständigung eines Themas zum Wahn. Jb. Psychol. Psychother. med. Anthropol. *13*, 137（1965c）.

Blankenburg, W.: Verhalten and Befinden beim Hebephrenen. Nervenarzt *36*, 460(1965d).

Blankenburg, W.: Die daseinsanalytische Auffassung. Hippokrates *10*, 379（1968）.

Blankenburg, W.: Der schizophrene 'Defekt' in der Selbstwahrnehmung des Kranken. In: Problematik, Therapie und Rehabilitation der chronischen endogenen Psychosen. Hrsg. Fr. Panse. Forum der Psychiatrie Nr. 19. Stuttgart 1967.

Blankenburg, W.: Der Versagenszustand bei latenten Schizophrenien. Dtsch. Med. Wschr. *93, 67*（1968）.

Blankenburg, W.: Ansätze zu einer Psychopathologie des 'commen sense'. Confin. Psychiat. *12*, 144（1969）.

Bleuler, E.: Dementia praecox oder Gruppe der Schizophrenien. Hb. Der Psychiatrie, hrsg. von Aschaffenburg Bd. Ⅳ, 1. Leipzig und Wien 1911.

Bleuler, E.: Primäre und sekundäre Symptome in der Schizophrenie. Z. ges. Neurol. Psychiat. *124*, 607（1930）.

Bleuler, E.: Lehrbuch der Psychiatrie. 10. Aufl. Hrsg. u. bearbeitet von M. Bleuler. Berlin-Göttingen-Heidelberg 1966.

Bleuler, M.: Krankheitsverlauf, Persönlichkeit und Verwandtschaft Schizophrener und ihre gegenseitigen Beziehungen. Liepzig 1941.

Bleuler, M. und *G. Benedetti*: Forschungen und Begriffswandlung in der Schizophrenielehre 1941-1950. Fortschr. Neurol. Psychat. *19*, 385

（1951）．

Boss, M.: Psychoanalyse und Daseinsanalytik. Bern/ Stuttg 1957.

Boss, M.: Lebensangst, Schuldgefühle und psychotherapeutische Befreiung. Bern/ Stuttg 1962.

Boss, M.: Gedanken über eine schizophrene Halluzination. Schw. Arch. Neurol. Psychiat. *91*, 87（1963）．

Bowen, M.: A Family Concept of Schizophrenia. In: The Etiology of Schizophrenia. Ed. by Don D. Jackson. New York 1960, pp.346-372.

Bräutigam, W.: Psychotherpie in anthropologischer Sicht. Stuggart 1961.

Bräutigam, W.: Erlebnisvorfeld und Anlässe schizophrener Psychosen. Vortrag, gehalten auf der. 7. Psychiatertagung des Landschaftsverbandes Rheinland am 20./21 Oktober 1965 in Süchteln.

Bräutigam, W.: Zur Erkrankungssituation und psychotherapeutischen Indikation bei Schizophrenen. Psychothér. Schizophrénie, 3e Symp. Int., Lausanne 1964. Basal-New York 1965, pp.177-188.

Broekman, J. M.: Phänomenologie und Egologie. Den Haag 1963.

Broekman, J. M.: Phänomenologisches Denken in Philosophie und Psychiatrie. Confin. Psychiat. *8*, 165（1965）．

Broekman, J. M. und *H. Müller-Suur*: Psychiatrie und Phänomenologie. Philos. Rundschau *11*, 161（1964）．

Buber, M.: Schriften zur Philosophie. Sämtliche Werke, Bd. I. München 1962.

Bumke, O.: Lehrbuch der Geisteskranken. 7. Aufl. München, Berlin 1948（S.131）．

Burkhardt, H.: Die Schizophrene Wehrlosigkeit. Nervenarzt *33*, 306（1962）．

Burkhardt, H.: Dimensionen menschlicher Wirklichkeit. Schweinfurt

1965.

Burkhardt, H.: Die lebendige Mitte des Menschen. （Die Ichproblematik in psychiatrisch-anthropologischer Sicht.） In : Vom menschlichen Selbst. Stuttgart o. J.

Burkhardt, F. J. J.: Allgemeine Theorie der menschlichen Haltung und Bewegung. Springer, Berlin-Göttingen-Heidelberg 1956.

Burkhardt, F. J. J.: Das Menschliche Wege zu seinem Verständnis. Stuttgart 1958.

Burkhardt, F. J. J.: Die Bedeutung der Phänomenologie Husserls für die Psychologie der Gegenwart. In : Husserl et la Pensée Moderne. Den Haag 1959, S. 94ff.

Callieri, B.: Beitrag in: Das paranoide Syndrom in anthropologischer Sicht; veranstaltet von J. Zutt mit C. Kulenkampff. Berlin-Göttingen-Heidelberg 1958.

Ciompi, L.: Über abnormes Zeiterleben bei einer Schizophrenen. Psychiat. Neurol. （Basal） *142*, 100 （1961）.

Cornu, F.: Katamnestische Erhebung über den Verlauf einfacher Schizophrenien. Psychiat. Neurol. （Basal） *135*, 129 （1958）.

Cornu, F.: Psychodynamische und pharmakotherapeutische Aspekte bei einfach Schizophrenien. Psychiat. Neurol. （Basal） *139*, 24 （1960）.

Conrad, K.: Die beginnende Schizophrenien. Stuttgart 1958.

Conrad, K.: Die Gestaltanalyse in der psychiatrische Forschung. Nervenarzt *31*, 267 （1960）.

Cullberg, G.: Das Du und die Wirklichkeit. Zum ontologischen Hintergrund der Gemeinschaftskategorie. Uppsala Universitets Arsskrift 1933, S.

1-250.

Dein, E.: On the concept of autism. Acta Psychiat. Scand. *191*, 124（1966）.

Descartes, R.: Discours de la methode. In: Euvres et letters. Paris 1953.

Diem, O.: Die einfache demente Form der Dementia praecox（Dementia simplex）. Ein klinischer Beitrag zur Kenntnis der Verblödungspsychosen. Arch. Psychiat. *37*, 111（1903）.

Dreves, K.: Katamnestische Untersuchunged bei Hebephrenen. Inaug. Diss. Freiburg 1968.

Drift, H. van der: Über "offene" Krankheitsbilder, wie sie bei Schizophrenie vorkommen. Psychiat. Neurochir.（Amst.）*63*, 377（1960）.

Drüe, H.: Edmund Husserls System der phänomenologischen Psychologie. Berlin 1963.

Eggers, Chr.: Prognose und Verlauf kindlicher und präpuberaler Schizophrenien. Inaug. Diss. Marburg 1967.

Eggers, Chr.: Zwangszustände und Schizophrenie. Fortshcr. Nerol. Psychiat. *36*, 576（1968）.

Eisler, R.: Handwörterbuch der Philsophie. 2. Aufl. Berlin 1922.

Elrod, N.: Bertrag zur Entwicklungspsychologie im Rahmen der schizphrenen Situation. 2. int. Symp. Psychother. Schizophrenie, Zürich 1959, vol. 2, pp. 17 bis 25（Karger, Basel/New York 1960）.

Erikson, E. H.: Kindheit und Gesellschaft（Childhood and Society）. Zürich/Stuttgart 1957.

Erikson, E. H.: Identity and the life cycle. With a historical introduction by D. Rapaport. Psychological Issues Vol. I., No. 1. New York

1959.

Ernst, K.: Neurotische und endogene Residualzustände. Arch. Psychiat. Nervenkr. *203*, 61（1962）.

Ey, H.: Esquisse d'une conception organodynamique de la structure de la nosographie et de l'etiopathogenie des maladies mentales. Hb. Psychiatrie der Gegenwart Bd. I/2. Berlin-Göttingen-Heidelberg 1963, S. 720-762.

Federn, P.: Ichpsychologie und die Psychosen. Bern/Stuttgart 1956.

Feldmann, H.: Zur phänomenologielogischen Strukturanalyse der Störungen des Ichbuwußtseins. Arch. Psyhiat. Nerverkr. *198*, 96（1958）.

Feldmann, H.: Über das Ganzheitsproblem. Akt. Fragen. Psychiat. Nerol., vol. 1, pp.36-56（Karger, Basel/New York 1964）.

Feldmann, H.: Die magisch-mythischen Wahngedanken Schizophrener. Confin. Psychiat. *9*, 20, 78（1966）.

Fink, E.: Philosophie als Überwindung der "Naivität"（Zum Begriff der "ontologischen Diffrenz" bei Heidegger）. Lexis Stud. Z. Sprachphilos., Sprachgeschite und Begriffsforschung. Hrsg. v. J. Lohmann Bd. I, Lahr 1948, S. 107-127.

Fink, E.: Sein, Wahrheit, Welt. Vorfragen zum Problem des Phänomen-Begriff. Den Haag 1958.

Fink, E.: Studien zur Phänomenologie 1930-1939. Phaenomenologica XXI. Den Haag 1966.

Fischer, F.: Zeitstruktur und Schizophrenie. Z. ges. Neurol. Psychiat. *121*, 545（1929）.

Fischer, F.: Raum-Zeit-Struktur und Denkstörung in der Schizophrenie.

Z. ges. Neurol. Psychiat. *124*, 241 （1930）.

Freud, S.: Gesammelte Werke. London 1942ff.

Frostig, J.: Das schizophrene Denken. Leipzig 1929.

Fuchs-Kamp, A.: Hebephrenie. Grundsätzliches zu Struktur und Therapie. 2. int. Symp. Psychother. Schizophrenie, Zürich 1959, vol.2, pp. 156-177 （Karger, Basel/ New York 1960）.

Gabel, J.: La fausse conscience. Essai sur la réification. Paris 1962.

Gadamer, H. G.: Wahrheit und Methode. Grundzüge einer philosophischen Herneneutik. 2. Aufl. Tübingen 1965.

Gebsattel, V. v: Prolegomena einer medizinischen Anthorpologie. Berlin-Göttingen-Heidelberg 1954.

Gehlen, A.: Der Mensch; seine Natur und seine Stellung in der Welt. 5. Aufl. Bonn 1955.

Gilbert, A. R.: Der Mensch als Intentionlitätsgefüge. In : Seelenleben und Menschenbild. Festschrift zum 60 Geburtstag von Ph. Lersch. Hrsg. v. A. Däumling. München 1958, S. 43-51.

Göppert, H.: Zwangskrankheit und Depersonalisation. Basel/New York 1960.

Gruhle, H. W.: Selbstschilderung und Einfühlung. Z. ges. Neurol. Psychiat. *28*, 147 （1915）.

Gruhle, H. W.: Die Psychopathologie. In: Die Schizophrenie. Hb. Der Geisteskrankheiten, hrsg. von O. Bumke Bd. IX, S. 135-210. Berlin 1932.

Gruhle, H. W.: s. Berze, J.

Häfner, H.: Symptom und Diagnose. In: Arzt im Raum des Erlebens.

Hrsg. v. H. Stolze. München 1959.

Häfner, H.: Psychopathen. Daseinsanalytsche Untersuchungen zur Struktur und Verlaufsgestalt von Psychopathien. Berlin-Göttingen-Heidelberg 1961.

Häfner, H.: Neue psychopathologische Konzepte der endogenen Psychosen in iher Bedeutung für die Psychotherapie. Z. Psychoter. U. Med. Psychol. *13*, 170（1963）.

Häfner, H.: Prozeß und Entwickung als Grundbegriffe der Psychopathologie. Fortschr. Neurol. Psychiat. *31*, 393（1963）.

Häfner, H.: Ein sozialpathologische psychodynamisches Modell als Grundlage für die Behandlung symptomarmer Prozeßschizophrenien（Hebephrenie, Dementia simplex）. Social Psychiatry Berl. *1*, 33（1966）.

Hartmann, H.: Ich-Psychologie und Anpassungsproblem. Psyche *14*, 81（1960/61）.

Hartmann, N.: Zur Grundlegung der Ontologie. 3. Aufl. Meisenheim 1948.

Haug, K.:Die Störungen des Persönlichkeitsbewußtseins und verwandte Erlebnis. Stuttgart 1936.

Derpersonalisation und verwandte Erscheinungen. Bumkes Hb. der Geisteskrankheit. Ergänzungsband I. Berlin 1938.

Hecker, E.: Die Hebephrenie. Ein Beitrag zur Klinischen Psychiatrie. Virch. Arch. Path. Anat. *52*, 394（1871）.

Hegel, G. W. F.: Phänomenologie des Geistes. Jub. Ausg. Leipzig 1907.

Heidegger, M.: Sein und Zeit. Halle 1927.

Heidegger, M.: Kant und das Problem der Metaphysik. Tübingen 1929.

Heidegger, M.: Vom Wesen des Grundes. 3. Aufl. Frankfurt a. M. 1949.

Heidegger, M.: Vorträge und Aufsätze. Pfullingen 1954.

Held, R.: Psychopathologie du regard. L'Evolution Psychiatrique 1952.

Hill, L. B.: Der psychoatherapeutische Eingriff in die Schizophrenie. Stuttgart 1958.

Hinrichsen, O.: Krankheisbewußtsein und Krankheitseinsicht bei der Dementia praecox. Z. ges. Neurol. Psychiat. *35*, 223 （1917）.

Hoch, P. H. and P. H. Polatin: Pseudoneurotic Forms of Schizophrenia. Psychiat. Quart. *23*, 248 （1949）.

Hoch, P. H., J. P. Catell, M. O. Strahl and H. H. Pennes: The Courese and Outcome of pseudoneurotic Forms of Schizophrenia. J. Amer. Psychiatry *119*/2, 106 （1962）.

Hofer, G.: Phänomen und Symptom. Zum Gegenstandsaspekt in der Psychiatrie. Nervenarzt *25*, 342 （1954）.

Hofer, G.: Kasus und Norm. Confin. Psychiat. 2, 95 （1959）.

Hofer, G.: Der Mensch im Wahn. Basel/New York 1968.

Hoff, H.: Lehrbuch der Psychiatrie. Basel/Stuttgart 1956.

Hohl, H.: Lebenswelt und Geschichte. Freiburg/München 1962.

Huber, G.: Pneumencephalographische und psychopathologische Bilder bei endogenen Psychose. Berlin-Göttingen-Heidelberg 1957.

Huber, G.: Chronische Schizophrenie. Synopsis klinischer und neuroradiologischer Untersuchung an defekschizophrenen Anstaltspatiente. In: Einzeldarstellungen der theoretischen und klinischen Medizin. Hrsg. von H. Schaefer. Heidelberg 1961.

Huber, G.: Wahn （1954-1963）. Fortschr. Neurol. Psychiat. *32*, 429 （1964）.

Huber, G.: Reine Defektsyndrome und Basisstadien endogener Psychosen

Fortschr. Neuro. Psychiat. *34*, 409 （1966）.

Huber, G.: Aktuelle Aspekte der Schizophrenienforschung. In : Schizophrenie und Zyklothymie. Ergebnisse und Probleme. Hrsg. G. Huber. Stuttgart 1969.

Hüllemann, K. -D.: Jugendenwicklung bei neuen Hebephrenen. Ein Beitrag zu Vorfeldbeobachtunged bei Psychose. Inaug. -Diss. Heidelberg 1965.

Husserl, E.: Logische Untersuchungen. Halle 1900, 1901.

Husserl, E.: Husserliana （Hua.）Bd. I-X. Den Haag 1950-1966.

Husserl, E.: Formale und transzendentale Loigk. Halle 1929.

Husserl, E.: Erfahrung und Urteil. Hrsg. Von L. Landgrebe. Hamburg 1948.

Irle, G.: Das "Praecoxgefühl" in der Diagnostik der Schizophrenie. Ergebnisse einer Umfrage bei westdeutschen Psychiatern. Arch. Psychiat. Nervenkr. *203*, 385 （1962）.

Jacob, H.: Stumme Symptome und Symptomverschmelzung bei endogenen Psychose. Fortschr. Neurol. Psychiat. *32*, 188 （1963）.

Janet, P.: Les obsessions et la psychasthenie. 2. Aufl. Paris 1908.

Janet, P.: A Propos de la schizophrénie. J. de Psychol.

Janet, P.: De l'angoisse à l'extase. Ⅱ. Paris 1928.

Janzarik, W.: Dynamische Grundkonstellationen in endogenen Psychose. Berlin-Göttingen-Heidelberg 1959.

Janzarik, W.: Die Typologie schizophrener Psychose im Lichte der Verlaufsbetrachtung. Arch. Psychiat. Nervenkr. *202*, 140 （1961）.

Janzarik, W.: Die Erinnerungen alter Schizophrener und der mnestische Aspekt seelischer Struktur. In: Psychopathologie heute. Festschr. f.

K. Schneider. Hrsg. v. H. Kranz. Stuttgart 1962, S. 94-107.

Janzarik, W.: Der Aufbau schizophrener Psychosen in der Längsschnittbetrachtung. Nervenarzt *34*, 58（1963）.

Janzarik, W.: Psychologie und Psychopathologie der Zukunftsbezogenheit Arch. ges. Psychol. *117*, 33（1965）.

Janzarik, W.: Schizophrene Verläufe. Berlin-Heidelberg-New York 1968.

Japsers, K.: Allgemeine Psychopathologie. 5. Aufl. Berlin-Göttingen-Heidelberg 1948.

Japsers, K.: Psychologie der Weltanschauungen. 2. Aufl. Berlin-Göttingen-Heidelberg 1951.

Japsers, K.: Rechenschaft und Ausblick. Reden und Aufsätze. München 1951.

Japsers, K.: Gesammelte Schriften zur Psychopathologie. Berlin-Göttingen-Heidelberg 1963.

Jilek, W. G.: The residuzl dimension. A study of residual syndromes in veterans with chronic psychiatric illness. Psychiat. clin. *1*, 175-191, 193-218（1968）.

Jung, C. G.: Psychologische Typen. 4. Aufl. Zürich 1942.

Kahlbaum, G.: Die Gruppierungen der psychischen Krankheiten und die Einteilung der Seelenstörungen. Danzig 1893. Hinsichtlich "Heboid" und "Heboidophrenie" vgl. W. Leibbrand u. A. Wettley: Der Wahnsinn. Freiburg/München 1961, S. 565.

Kahlbaum, G.: Über Heboidophrenie. Zeitschr. f. Psychiatrie *46*, 261（1890）.

Kahn, E.: Randbemerkung zu schizophrenen Erleben. Psychiat. Neurol.,

Basel *121*, 65（1951）.

Kahn, E.: Was ist das Schizophrene am Schizophrenen? Psychiat. Neurol., Basel *124*, 328（1952）.

Kant, I. : Kritik der reinen Vernunft. Hrsg. v. R. Schmidt. Verlag F. Meiner, Leipzig 1944.

Kant, I.: Kritik der Urteilskraft. Hrsg. von K. Vorländer. Verlag F. Meiner, Leipzig 1948; zitiert nach der II. u. III. Aufl. Berlin 1793 u. 1799.

Kehrer, F. und *Kretschmer, E.:* Die Veranlagung zu seelischen Störungen. Berlin 1924.

Kimura, B.: Zur Phänomenologie der Depersonalisation. Nervenarzt *34*, 391（1963）.

Kimura, B.: Zur Wesensfrage der Schizopohrenie im Lichte der japanischen Spracht. Jb. Psychol. Psychother. u. med. Anthropol. *16*, 28（1969）.

Kisker, K. P.: Psychopathologie in den Vereinigten Staaten und England. Fortschr. Neurol. Psychiat. *27*, 187（1959）.

Kisker, K. P.: Der Erlebniswandel des Schizophrenen. Ein psychopathologischer Beitrag zur Psychonomie schizphrener Grundsituationen. Berlin-Göttingen-Heidelberg 1960.

Kisker, K. P.: Die phänomenologische Wendung Ludwig Binswangers. Jb. Psychol. Psychother. u. med. Anthropol. *8*, 142（1962）.

Kisker, K. P.: Gedanken zur schizophrenen Wandlung al seiner menschlichen Möglichkeit. In: Werden und Handeln, hrsg. von E. Wiesenhütter zum 80. Geburtstag von V. E. v. Gebsattel. Stuttgart 1963, S.388-407.

Kisker, K. P.: Kernschizophrenie und Egopathien. Bemerkungen zum heutigen Stand der Forschung und zur Methodologie. Nervernarzt 35, 286（1964）.

Kisker, K. P.: Zur systematic psychiatrischer Erfahrungsweisen. Referat auf der 2. Tagung der Psychiatrischen Akademie Hirschhorn 1965.

Kisker, K. P.: Verrücktheit, die Armut und wir. Nervenarzt *38*, 89（1967）.

Kisker, K. P.: Phänomenologie der Intersubjektivität. In: Hb. d. Psychologie Bd. Ⅶ Hrsg. C. F. Graumann Göttingen 1969.

Kisker, K. P. und L. Strötzel: Zur vergleichenden Situationsanalyse beginnender Schizophrenien und erlebnisreaktiver Fehlentwicklungen bei Jugendliche. Arch. Psychiat. Nervenkr. *202*, 1（1961）; *203*, 26（1962）.

Klaesi, J.: Über die Bedeutung und Entstehung der Stereotypien. Berlin 1922.

Klaesi, J.: Einiges über Schizophreniebehandlung. Z. ges. Neurol. Psychiat. *78*, 606（1922）.

Kleist, K., Leonhard, K. und *E. Faust*: Die Hebephrenien auf Grund von katamnestischen Nachuntersuchungen. I. Mitt. Arch. Psychiat. Nervenkr. *185*, 773（1950）.

Kleist, K., Leonhard, K. und *E. Faust*: Die Hebephrenien auf Grund von katamnestischen Nachuntersuchungen. Ⅱ. Mitt. Arch. Psychiat. Nervenkr. *186*, 1（1951）.

Kleist, K., Faust, E. und *cl. Shürmann*: Weitere Klinish-Katamnestische Untersuehurgen an Hebephrenien. I. Mitt. Arch. Psgchiat.Nervenkr. *200*, 541(1960).

Klinger, R.: Gruppierungen im Persönlichkeitsvorfeld der Schizophrenen. Inaug. -Diss. Heidelberg 1967.

Kloos, G.: Über den Witz der Schizophrenen. Eine denkpsychologische und psychopathologische Untersuchung. Z. ges. Neurol. Psychiat. *172*, 536（1941）.

König, J.: Über den Begriff der Intuition. Halle 1926.

Kraepelin, E.: Die Erscheinungsformen des Irreseins. Z. ges. Neurol. Psychiat. *62*, 1（1920）.

Kretschmer, E.: Schizophrenien und Pubertätskrise und ihre seelische Führung. Regensburger Jb. ärztl. Forbildg. *5*, 144（1956）.

Kretschmer, E.: Die mehrdimensionale Struktur der Schizophrenien mit Bezug auf ihre Therapie. Z. Psychoter. *7*, 183（1957）.

Kretschmer, W.: Die entwicklungs psychologischen Zusammenhänge im Aufbaue der Hebephrenie. II. Int. Kongreß f. Psychiatrie. Zürich 1957. Comgress Report vol. I, 215-218. Zürich 1959.

Kromfeld, A.: Persprktiven der Seelenheilkunde. Leipzig 1930.

Künkel, F. W.: Die Kindheitsentwicklung der Schizophrenen. Mschr. Psychiat. Neurol. *48*, 254（1920）.

Kuhn, R.: Aus einer Psychotherapiestunde. In: Beiträge zur Philosophie und Wissenschaft. W. Szilasi zum 70. Geburtstag. München 1960.

Kuhn, R.: Daseinsanalyse und Psychiatrie. In: Psychiatrie der Gegenwart Bd. I/II, 853-902. Berlin-Göttingen-Heidelberg 1963.

Kulenkampff, C.: Entbergung, Entgrenzung, Überwältigung als Weisen des Standverlustes. Zur Anthropologie der paranoiden Psychosen. Nervenarzt *26*, 89（1955）.

Kulenkampff, C.: Erblicken und Erblickt-werden. Das Für-Andere-sein（J. -P. Satre）in seiner Bedeutung für die Anthropologie der paranoiden Psychosen. Nervenarzt *27*, 2（1956）.

Kulenkampff, C.: Das paranoide Syndrom, anthropologisch verstanden.

In: Das paranoide Syndrom in anthropologischer Sicht. Berlin-Göttingen-Heidelberg 1958.

Kulenkampff, C.: Zum Problem der abnormen Krise in der Psychiatrie. Nervenarzt *30*, 63 （1959）.

Kulenkampff, C.: Psychotische Adoleszenzkrisen. Nervenarzt *35*, 530 （1964）.

Kunz, H.: Die Grenze der psychopathologischen Wahninterpretationen. Z. ges. Neurol. Psychiat. *135*, 671 （1931）.

Kunz, H.: Die anthropologische Betrachtungsweise in der Psychopathologie. Z. ges. Neurol. Psychiat. *172*, 145 （1941）.

Kunz, H.: Die Bedeutung der Daseinsanalytik Martin Heideggers für die Psychologie und die philosophische Anthropologie. In : Martin Heideggers Einfluß auf die Wissenschaften. Bern 1949, S. 37-57.

Kunz, H.: Zur Frage nach dem Wesen der Norm. Psyche *8*, 241 （1954/55）.

Kunz, H.: Über den Sinn und die Grenze des psychologischen Erkennens. Stuttgart 1957.

Kunz, H.: Die eine Welt und die Weisen des In-der-Welt-Seins. Psyche *16*, 58, 142, 221, 378, 464, 544, 705 （1962/63）.

Kunz, H.: Vitale und Intentionale Bedeutungsgehalt. In: Conditio Humana. Erwin Straus on his 75th Birthday. Ed. by W. v. Baeyer, R. M. Griffith. Springer: Berlin-Heidegger-New York 1966.

Laing, R. D.: The Divided Self. London 2. Aufl. 1965.

Laing, R. D.: The Politics of Experience. New York 1967, Übers: Phänomenologie der Erfahrung. Frankfurt 1969.

Laing, R. D., H. Phillipson and A. R. Lee: Interpersonal Perception:

A Theory and a Method of Research, London und New York 1966.

Landgrebe, L.: Seinsregionen und regionale Ontologie in Husserls Phänomenologie. In: Der Weg zur Phänomenologie. Das Problem einer ursprünglichen Erfahrung. 2. Aufl. Gütersloh 1967.

Landgrebe, L.: Phänomenologie und Geschichte. Darmstadt 1968.

Langefeld, M. J.: Das Selbstvertrauen als Wagnis. In: Verstehen und Vertrauen. O. F. Bollnow zum 65. Geburtstag. Stuttgart-Berlin-Köln-Mainz 1968, S. 85ff.

Langfeldt, G.: Schizophrenie und schizophreniforme Zustände. Arch. Psychiat. Nevenkr. *196*, 574 （1958）.

Lewin, K.: Priciples of topological Psychology. New York and London 1936.

Lidz, Th.: Zur Familienumwelt des Schizophrenen. Psyche *13*, 243 （1959/1960）.

Lidz. Th. and *A. R. Cornelison*: Schizophrenia and the Family. New York 1960.

Loeb, L.: Adolescent Schizophrenia. In: The Schizophrenie Syndrome. Eds. L. Bellak and L. Loeb. New York-London 1969, S. 462-477.

Löwith, K.: Das Individuum in der Rolle des Mitmenschen. München 1928.

Maier, W.: Das Problem der Leiblichkeit bei Jean-Paul Satre und Maurice Merleau-Ponty. Tübingen 1964.

Marcel, G.: Etre et avoir. Paris 1935.

Marcel, G.: Geheimnis des Seins. Wien 1952.

Matussek, P.: Über abnormes Bedeutungserleben. Nervenarzt *19*, 372 （1948）.

Matussek, P.: Untersuchungen über die Wahnwahrnehmung. Arch.
Psychiat. Nervenkr. *189*, 279（1952）und Schweiz. Arch. Neurol.
Psychiat. *71*, 189（1953）.

Matussek, P.: Der schizophrene Autismus in der Sicht einens Kranken.
Psyche *13*, 641 （1959/60）.

Matussek, P.: Psychopathologie Ⅱ: Wahrnehmung, Halluzination und
Wahn. In: Psychiatrie der Gegenwart. Fortschung und Praxis Bd.
Ⅰ/Ⅱ, 23-76. Springer, Berlin-Göttingen-Heidelberg 1963.

Mayer-Gross, W.: Über die Stellungnahme zur abgelaufenen akuten
Psychose. Z. ges. Neurol. Psychiat. *60*, 160 （1920）.

Mayer-Gross, W.: Beitrag zur Psychopathologie schizophrener
Endzustände. I. Mitt.: Über Spiel, Scherz, Ironie, Humor in der
Schizophrenie. Z. ges. Neurol. Psychiat. *69*, 332 （1921）.

Mayer-Gross, W.: Die Schizophrenie, Kap. Ⅳ und V in: Hb. der
Geisteskrankheiten. Hrsg. von O. Bumke, Bd. Ⅸ. Berlin 1932.

Mayer-Gross, W.: On depersonalization. Brit. J. med. Psychol. *15*, 103
（1935）. Übers: Zur Depersonalitation. In: Depersonalisation.
Hrsg. v. J. E. Meyer. Darmstadt 1968.

Merleau-Ponty, N.: La structure du comportmet. Paris 1942.

Merleau-Ponty, N.: Phénoménologie de la Perception. Paris 1945.
Deutsche Übersetzung: Phänomenologie der Wahrnehmung: übers.
und eingef. von R. Boehm. Berlin 1966.

Merleau-Ponty, N.: Le visible et l'invisible. Paris 1964.

Meyer, J. E.: Die Entfremdungserlebnisse. Stuttgart 1959.

Meyer, J. E.: Depersonalisation und Derealisation. Fortschr. Neurol.
Psychiat. *31*, 438 （1963）.

Meyer, J. E.: Die lebensgeschichtliche Zeitstruktur und ihre Bedeutung für den psychotischen Realiitäsverlust. In: Zeit in nervenärztlicher Sicht. S. 42. Stuttgart 1963.

Meyer, J. E.: Statische Untersuchungen an langjährig hospitalisierten Schizophrenen. Zbl. ges. Neurol. Psychiat. （Sitzungsber.） *188*, 6（1967）.

Minkowski, E.: Bleulers Schizoidie und Syntonie und das Zeiterlebnis. Z. ges. Neurol. Psychiat. *82*, 212（1923）.

Minkowski, E.: Das Problem der primären und sekundären Symptome in der Psychiatrie. Mschr. Psychiatr. *75*, 373（1930）. Wiederabdruck in: Die Wahnwelten（Endogene Psychosen）. Hrsg. von E. Straus u. J. Zutt, Frankfurt 1963.

Minkowski, E.: Das Zeit- und Raumproblem in der Psychopathologie. Wien. klin. Wschr. *44*, I 346 u. 380（1931）.

Minkowski, E.: Le temps vécu. Paris 1933.

Minkowski, E.: La schizophrénie. II. Aufl. Paris 1953.

Minkowski, E.: Traité de psychopathologie. Paris 1966.

Mohs, U.: Statistische Untersuchungen an langjährig hospitalisierten Schizophrenen. Nervenarzt *37*, 34（1966）.

Müller, C.: Der Übergang von Zwangsneurosen in Schizophrenie im Lichte der Katamnese. Schweiz. Arch. Neurol. Psychiat. *72*, 218（1953）.

Müller, C.: Weitere Beobachtungen zum Verlauf der Zwangskrankheit. Mschr. Psychiat. Neurol. *133*, 80（1957）.

Müller, C.: Die Psychotherapie der Psychosen. Forschr. Neurol. Psychiat. *27*, 363（1959）.

Müller, M.: Die Heilungsmechanisamen bei der Schizophrenie. Berlin 1930.

Müller, C. und *G. Benedetti*（Ed.）：Ⅲ. Int. Symposion über d. Psychotherapie der Schizophrenie. Lausanne 1964. Karger, Basel/New York 1965.

Müller-Suur, H.: Das psychisch Abnorme. Berlin-Göttingen-Heidelberg 1950.

Müller-Suur, H.: Der psychopathologische Aspekt des Schizophrenieproblems. Arch. Psychiat. Nervenkr. *193*, 11 （1955）.

Müller-Suur, H.: Die schizophrenen Symptome und der Eindruck des Schizophrenen. Fortschr. Neurol. Psychiat. *26*, 140 （1958）.

Müller-Suur, H.: Das sogenannte Praecoxgefühl. Fortschr. Neurol. Psychiat. *29*, 145 （1961）.

Müller-Suur, H.: das Schizophrene als Ereignis. In : Psychopathologie heute. Hrsg. von H. Kranz. Stuttgart 1962.

Natanson, M.: Causation as a structure of the Lebenswelt. J. Of Existential Psychiatry *1*, 346 （1960）.

Natanson, M.: Philosophische Grundfragen der Psychiatrie. I. Philosophie und Psychiatrie. In : Psychiatrie der Gegenwart. Forschg. Und Praxis, Bd. I/2, 903-502. Berlin-Göttingen-Heidelberg 1963.

Natanson, M.: The Lebenswelt. Review of Exist. Psychol. Psychiatr. *4*, 126 （1964）.

Natanson, M.: Man as an actor. Philos. Phenom. Research. *26*, 327 （1966）.

Neumann, E.: Die große Mutter. Der Archetypus des großen Weiblichen. Zürich 1956.

Neumann, E.: Das Kind, Struktur und Dynamik der werdenden Persönlichkeit. Zürich 1963.

O'Neal, P. and *L. N. Robins*: Childhood Patterns Predictive of Adult Schizophrenie : A 30-Year Follow-up Study. Am. J. Psychiat. *115*, 385-391 （1958）.

Ortega y Gasset, J.: Sämtliche Werke. Stuttgart 1956; speziell Bd. Ⅳ., S.96-129.

Pankow, G.: Gesprengte Fesseln der Psychose. München-Basel 1968.

Payne, R. W.: The Measurement and Signifance of overinclusive Thinking and Retardation in schizophrenic Patients. In: Psychopathology of Schizophrenia. Ed. by P. H. Hoch and P. Zubin. New York 1966, pp. 77-97.

Pazanin, A.: Wahrheit und Lebenswelt beim späten Husserl.

Pivovarova, G. N.: Die Besonderheiten des Verlaufs der Hebephrenie im Jugendalter. Psychiat. Neurol. Med. Psychol. *17*, 185 （1965）.

Plant, J. S.: Personality and the cultural pattern. New York 1937; zitiert nach R. Schottlaender.

Plessner, H.: Lachen und Weinen. Eine Untersuchung nach den Grenzen menschlichen Verhaltens. 2. Aufl. Bern 1950.

Plessner, H.: Zwischen Philosophie und Gesellschaft. Bern 1953.

Plessner, H.: Die Stufen des Organischen und der Mensch. 2. Aufl. Berlin 1965.

Plügge, H.: Wohlbefinden und Mißbefinden.Tübingen 1962.

Plügge, H.: Wohlbefinden und Mißbefinden.Tübingen 1967.

Podlech, G.: Der Leib als eine Weise des In-der-Welt-Seins. Bonn 1956.

Pohlen, M.: Schizophrene Psychosen. Ein Beitrag zur Strukturlehre des Ichs. Bern-Stuttgart-Wien 1969.

Prütter, K.: Der Zugang zum Schizophrenen auf Grund phänomenologischdaseinsanalytischer Erfahrung. Schw. Arch. Neurol. Psychiat. *90*, 422（1962）.

Ricoeur, P.: Philosophie de la volonte I. Aubier, Paris 1963.

Ristić, J. und *N. Wolf*: Pseudoneurotische Form der Schizophrenie. W. Z. Nervenkr. *24*, 55（1966）.

Rittmeister, J. und *A. Storch*: Die mystische Krise des jungen Descarts. Mit einem Nachtrag zur heutigen Beurteilung Descarts. Confinia psychiat. *4*, 65（1961）.

Rombach, H.: Substanz, System, Struktur. Band I u. II Freiburg-München 1965 u. 1866.

Rosenkötter, L.: Die zwischenmenschliche Theorie der Psychiatrie. Fortschr. Neurol. Psychiat. *26*, 430（1958）.

Rosenkötter, L.: Zur Psychodynamik der Schizophrenie. Amerikanische Auffassungen zur Entstehung der Schizophrenie（Arieti, Lidz u. a.）. Nervenarzt *32*, 467（1961）.

Ruffin, H.: persönliche Mitt.

Rümke, H. C.: Die klinische Differenzierung innerhalb der Gruppe der Schizophrenien. Nerverarzt *29*, 49（1958）.

Rümke, H. C.: Die nosologische Stellung der Gruppe der schizophrenien. W. Z. Nervenkrh. *24*, 1（1966）.

Rümke, H. C.: Eine blühende Psychiatrie in Gefahr. Ausgewählte Vorträge und Aufsätze. Hrsg. und übers, von W. v. Baeyer und O. C. Seibach. Berlin-Heidelberg-New York 1967.

Satre, J.-P.: L'être et le néant. Paris 1943.

Satre, J.-P.: Esquisse d'une théorie des émotions. Paris[2] 1960.

Satre, J.-P.: Die Transzendenz des Ego. Drei Essays. Übers. v. H. Schmitt, A. Christaller u. A. Wagner. Hamburg 1964.

Scarinci, A.: Betrachtungen über einige psychopathologische Züge der beginnenden Schizophrenie. Acta paedopsychiat. *29*, 65-76 (1962).

Scheler, M.: Gesammelte Werke. Francke-Verlag: Bern/ München 1950 ff.

Schilder, P.: Mind: Perception and Thought in Their Constructive Aspects. New York. Columbia University Press 1942.

Schmiedeberg, M.: The bordeline patient. In: American Handbook of Psychiatry. Ed. S. Arieti. New York 1959.

Schneider, C.: Die Psychologie der Schizophrenen. Leipzig 1930.

Schneider, C.: Die schizphrenen Symptomverbände. Berlin 1942.

Schneider, H.: Über den Autismus. Berlin-Göttingen-Heidelberg 1964.

Schneider, K.: Wesen und Erfassung des Schizophrenen. Z. Ges. Neurol. Psychiat. *99*, 542 (1925).

Schneider, K.: Primäre und sekundäre Symptome bei der Schizophrenie. Fortschr. Neurol. Psychiat. *25*, 487 (1957).

Schneider, K.: Klinische Psychopathologie. 5. Aufl. Stuttgart 1959.

Schottaender, R.: Theorie des Vertrauens. Berlin 1957.

Schütz, A.: Common-Sense and Scientific Interpretation of Human Action. In: Philosophy and Phenomenological Research Bd. *14*, 1 (1953).

Schütz, A.: Das Problem der Intersubjektivität bei Husserl. Philos. Rdsch. *5*, 2 (1957).

Schütz, A.: Der sinhafte Aufbau der soziale Welt. Wien 1960.

Schütz, A.: Collected Papers I. Ed. M. Natanson. Den Haag 1962.

Schütz, A.: Collected Papers Ⅱ. Ed. by A. Brodersen. Den Haag 1964.

Schütz, A.: Collected Papers Ⅲ. Ed. By I. Schütz. Den Haag 1966.

Schulte, H.: Versuch einer Theorie der paranoischen Eigenbeziehung und Wahnbildung. Psycholog. Forschg. *5*, 1（1924）.

Schulte, W.: Zum Problem der Krandheitsuneinsichtigkeit bei Psychosen. Nervenarzt *29*, 501（1958）.

Schulte, W.: Klinik der "Anstalts" Psychiatrie. Stuttgart 1962.

Schulte, W.: Der chronische Anstaltskranke als Problem für Forschung und Therapie. Schw. Arch. Neurol. Psychiat. *91*, 190（1963）.

Schulte, W.: Rehabilitation: Gewinn neurer Unbefangheit. In: Almanach für Neurologie und Psychiatrie 1967. München 1967, S.411-423.

Searles, H. F.: Über schizophrene Kommunikation. Psyche *17*, 197, 292（1963/64）.

Searles, H. F.: Der Übergang vom konkretistischen zum metaphorischen Denken im Gesundungsprozeß des Schizoophrenen. Psyche *19*, 495（1965）.

Searles, H. F.: Collected Papers on Schizophrenia and Related Subjects. New York 1965.

Sechehaye, M.-A.: Die symbolishe Wunscherfüllung. Bern/Stuttgart 1955.

Sechehaye, M.-A.: Des divers aspects du Moi schizophrenique. Schizophrenie, 3e Symp. int., Lausanne 1964, pp. 1-6（Karger: Basel/New York 1965）.

Siirala, M.: Die Schizophrenie des Einzelnen und der Allgemeinheit. Göttingen 1961.

Simko, A.: Die Reflexivität als strukturdynamisches Prinzip in einigen Formen der Schizophrenie. Nervenarzt *33*, 312（1962）.

Simko, A.: "Pseudoneurotische Schizophrenien" im Lichte einer strukturellen Psychopathologie. Nervenarzt *39*, 242 （1968）.

Simmel, E.: Die Mode. Philosoph. Kultur, 2. Aufl. Leipzig 1909, zitiert nach Binswanger （1956）.

Sinn, D.: Die transzendentale Intersubjektivität mit ihren Sinnhorizonten bei E. Husserl. Inaug. Diss. Heidelberg 1959.

Sonnemann, U.: Existence and Therapy. An Introduction to Phenomenological Psychology and Existential Analysis. New York 1954.

Sonnemann, U.: Die Daseinsanalyse in der Psychotherpie. In: Hb. der Neurosenlehre und Psychotherapie. Bd. Ⅲ , München/Berlin 1959.

Sonnemann, U.: Negative Anthropologie. Reinbek 1969.

Spoerri, Th.: Schizophreniediagnose und "Praecoxgefühl". Confin. psychiat. Basel *6*, 53 （1963）.

Spoerri, Th.: Sprachphänomene und Psychose. Basel 1964.

Spoerri, Th. und *H. Heimann*: Ausdruckssyndrome Schizophrener. Nervenarzt *28*, 364 （1957）.

Stein, W. J.: Intersubjectivity and Schizophrenia. Diss. Northwestern University 1963.

Stein, W. J.: The Sense of Becoming Psychotic. Psychatry *30*, （262） 1967.

Stein, R.: Die Erziehung des Kindes vom Gesichtspunkte der Geisteswissenschaft （1907）. Stuttgart 1961.

Stein, R.: Geisteswissenschaft und Medizin. Dornach 1961.

Stengel, E.: The Relationship between obsessional Neurosis and psychotic Reaction Types. J. ment. Sci. *91*, 166 （1945）.

Stengel, E.: The Significance of Obsessional Symptoms in Schizophrenia. Ⅱ. Int. Kongreß f. Psychiatrie. Zürich 1957.

Stengel, E.: Neurosenproblem vom anglo-amerikanischen Gesichtspunkt. In: Psychiatrie der Gegenwart. Bd. II p. 203. Berlin-Göttingen-Heidelberg 1960.

Stierlin, H.: Conflict and Reconciliation. A Study in Human Relations and Schizophrenia. Anchor Books. New York 1969.

Störring, G. E.: Wesen und Bedeutung des Symptoms der Ratlosigkeit bei psychischen Erkrankungen. Leipzig 1939.

Störring, G. E.: Besinnung und bewußtsein. Stuttgart 1953.

Störring, G. E. und H. Völkel: Zum Menschenbild der Seelenheilkunde. Kiel 1963.

Storch, A.: Wege zur Welt und Existenz des Geisteskranken. Hrsg. v. W. v. Baeyer und W. Bräutigam. Stuttgart 1965.

Strasser, St.: Phänomenologie und Erfahrungswissenschaft vom Menschen. Berlin 1964.

Straus, E.: Vom Sinn der Sinne. 2. Aufl. Berlin-Göttingen-Heidelberg 1956.

Straus, E.: Psychologie der menschlichen Welt. Ges. Schriften. Berlin-Göttingen-Heidelberg 1960.

Straus, E.: Norm and Pathology of J-World Relations. Dis. Of the Nerv. System. Vol. *22*, 1-12（1961）.

Straus, E.: Philosophische Grundfragen der Psychiatrie. II . Psychiatrie und Philosophie. In: Psychiatrie der Gegenwart Bd. I/2, 926. Berlin-Göttingen-Heidelberg 1963.

Straus, E.: Phenomenological Psychologiy. New York 1966.

Sullivan, H. S.: The Interpersonal Theory of Psychotherapy. New York 1953.

Sullivan, H. S.: Conceptions of Mordern Psychiatry. London 1955.

Szilasi, W.: Wissenschaft als Philosophie. Zürich 1945.

Szilasi, W.: Einführung in die Phänomenlogie Edmund Husserls. Tübingen 1959.

Szilasi, W.: Die Erfahrungsgrundlage der Daseinsanalyse Binswanger. In: Philosophie und Naturwissenschaft. Bern/ München 1961.

Szilasi, W.: Erfahrung und Erkenntnis. In: Festschrift zum 80. Geburtstag von G. Lukács. Hrsg. v. F. Benseler. Neuwied/Berlin 1965, 287-302. Wiederabdruck in: W. Sziliase, Phantasie und Erkenntnis. Bern/ München 1969.

Süllwold-Strötzel, L. und K. P. Kisker: Präschizophrene Entwicklungsverläufe Jugendlicher und ihre Typisierung. Jb. Psychol. Psychother. med. Anthrolpol. *12*, 161 （1965）.

Tellenbach, H.: Geschmack und Atmosphäre. Medien menschlichen Elementarkontaktes. Salzburg 1968.

Theunissen, M. : Der Andere. Studien zur Sozialontologie der Gegenwart. Berlin 1965.

Treichler, R.: Der schizophrene Prozeß. Stuttgart 1967.

Tugendhat, E.: Der Wahrheitsbegriff bei Husserl und Heidegger. Berlin 1967.

Valenciano-Gaya, L.: Das paranoide Syndrom im Lichte anthropologischer Auffassungen Ortega y Gassets. In: Das paranoide Syndrom in anthropologischer Sicht. Symp. Auf dem 2. int. Kongreß für Psychiatrie 1957 in Zürich. Veranst. v. J. Zutt mit C. Kulenkampff. Berlin-Göttingen-Heidel-berg 1958.

Valenciano-Gaya, L.: El delirio paranoide y la razon vital. Arch.

Neurobiol. (Madr.) *24*, 115-144 (1961).

Vonessen, H.: Ludwig Binswangers Rezeption der Phänomenologie. Psychol. Vordipl. Arbeit Heidelberg 1965/66.

Wein, H.: Von Decartes zur heutigen Anthropologie. Z. f. Philos. Forschung *2*, 87 (1948).

Wein, H.: Zur Integration der neuen Wissenschaften vom Menschen. Psyche *13*, 721 (1959/60).

Weitbrecht, H. J.: Zur Frage der Spezifität psychopathologischer Symptome. Forschr. Neurol. Psychiat. *25*, 41 (1957).

Weitbrecht, H. J.: Die Bedeutung der Psychopathologie in der heutigen Psychiatrie. Forschr. Neurol. Psychiat. *25*, 475 (1957).

Weitbrecht, H. J.: Das Syndrom in der psychiatrischen Diagnose. Forschr. Neurol. Psychiat. *27*, 1 (1959).

Weitbrecht, H. J.: Psychiatrie im Grundriß. Springer, Berlin-Göttingen-Heidelberg 1963.

Weizsäcker, V. v.: Der Gestaltkreis. 3. Aufl. Stuttgart 1947.

Weizsäcker, V. v.: Pathosophie. Göttingen 1956.

Wernicke, C.: Grundriß der Psychiatrie in klinischen Vorlesungen. Leipzig 1900.

Whorf, B. L.: Sprache, Denken, Wirklichkeit. Hrsg. v. P. Krausser. Hamburg 1963.

Wieck, H. H.: Moderne Schizophrenientheorien. In: Schizophrenie und Zyklothymie. Ergebnisse und Probleme. Hrsg. G. Huber. Thieme, Stuttgart 1969, S. 133-142.

Wiener, N.: Cybernetics. New York/London 1948.

Wiener, N.: The Human Use of Human Beings (Cybernetics and

Society）New York 1956.

Willeford, W. Und N. Elrod: Humor in der schizophrenen Situation.
Jb. Pshchol. Psychother. Med. Anthropol. *9*, 245 （1962）.

Wilmanns, K.: Zur Psychopathologie des Landstreichers. Leipzig
1906.

Wilmanns, K.: Das Vagabundentum in Deutschland. Z. ges. Neurol.
Psychiat. *168*, 66 （1940）.

Wulff, E.: Ausdrucksphänomenologische Interpretation einer katatonen
Krise. Inaug. Diss. Freiburg 1960.

Wulff, E.: Soziokulturelle Determination schizophrener Kernsymptome.
Vortrag in der Psychiatr. Und Nervenklinik der Universität Freiburg,
August 1966.

Wulff, E.: Psychiatrische Bericht aus Vietnam. In: Beiträge zur vergleichenden
Psychiatrie, ed. N. Petrilowitsch. Akt. Fragen Psychiat. Neurol., Vol. 5,
pp. 1-88. Basel-New York 1967.

Wynne, L. C. und M. T. Singer: Denkstörung und Familienbeziehung
bei Schizophrenen. Psyche *19*, 82-169 （1965）.

Wyrsch, J.: Über die Psychopathologie einfacher Schizophrenien.
Mschr. Psychiat. Neurol. *102*, 75 （1940）.

Wyrsch, J.: Zur Psychotherapie symptomarmer Schizophrenien.
Mschr. Psychiat. Neurol. *110*, 237 （1945）.

Wyrsch, J.: Über die Intuition bei der Erkennung des Schizophrenen.
Schweiz. Med. Wschr. *76*, 1173 （1946）.

Wyrsch, J.: Die Person des Schizophrenen. Bern 1949.

Wyrsch, J.: Klinik der Schizophrenie. In: Psychiatrie der Gegenwart.
Bd. Ⅱ, 1. Springer, Berlin-Göttingen-Heidelberg 1960.

Wyrsch, J.: Psychopathologie I: Bedeutung und Aufgabe. Ich und

Person. Bewußtsein, Antribe und Gefühl. In: Psychiatrie der Gegenwart. Bd. I/2, 1-22. Berlin-Göttingen-Heidelberg 1963.

Wyrsch, J.: Das Problem der schizophrenen Person. Psychiat. Neurol. Basel, *151*, 129（1966）.

Zaner, R. M.: The Problem of Embodiment. Some Contributions to a Phenomenology of the Body. Den Haag 1964.

Zeltner, H.: Das Ich und die Anderen. Husserl Beitrag zur Grundlegung der sozialen Philosophy. Zschr. F. philos. Forschg. *13*, 288（1959）.

Zilboorg, G.: The Problem of Ambulatory Schizophrenias. Amer. J. Psychiatry *113*, 519（1956）.

Zutt, J.: Auf dem Weg zu einer anthropologischen Psychiatrie. Berlin-Göttingen-Heidelberg 1963.

Zutt, J.: Über verstehende Anthropologie. Versuch einer anthropologischen Grundlegung der psychiatrischen Erfahrung. In: Psychiatrie der Gegenwart. Bd.1/2, 763-852. Berlin-Göttingen-Heidelberg 1963.

Zutt, J.: Transkulturelle Psychiatrie. Grundsätzliche Erwägungen über ihre Möglichkeiten. Nervenarzt *38*, 6（1967）.

人名索引

（索引页码为原书页码，即本书边码）

图书在版编目（CIP）数据

自然自明性的失落：论症状贫乏型精神分裂的精神病理学 /（德）沃尔夫冈·布兰肯伯格著；徐献军译.—北京：商务印书馆，2018
（当代德国哲学前沿丛书）
ISBN 978-7-100-15371-3

Ⅰ.①自…　Ⅱ.①沃…②徐…　Ⅲ.①精神病—病理学—研究　Ⅳ.① R749

中国版本图书馆 CIP 数据核字（2017）第 230886 号

当代德国哲学前沿丛书
自然自明性的失落
——论症状贫乏型精神分裂的精神病理学
〔德〕沃尔夫冈·布兰肯伯格　著
徐献军　译

商 务 印 书 馆 出 版
（北京王府井大街 36 号　邮政编码 100710）
商 务 印 书 馆 发 行
北京市艺辉印刷有限公司印刷
ISBN 978 - 7 - 100 - 15371 - 3

2018 年 9 月第 1 版　　　　开本 880×1230 1/32
2018 年 9 月北京第 1 次印刷　印张 8

定价：36.00 元